手心用药
临床应用与体会

张述文 张美云 著

张孝全 整理

U0200121

学苑出版社

图书在版编目（CIP）数据

手心用药临床应用与体会/张述文，张美云著．—北京：学苑出版社，2022.2

ISBN 978 - 7 - 5077 - 6359 - 1

Ⅰ．①手…　Ⅱ．①张…　②张…　Ⅲ．①手 - 中药外敷疗法　Ⅳ．①R244.9

中国版本图书馆 CIP 数据核字（2022）第 013591 号

责任编辑：黄小龙　高　赫

出版发行：学苑出版社

社　　址：北京市丰台区南方庄 2 号院 1 号楼

邮政编码：100079

网　　址：www.book001.com

电子邮箱：xueyuanpress@163.com

销售电话：010 - 67601101（销售部）、010 - 67603091（总编室）

印 刷 厂：北京兰星球彩色印刷有限公司

开本尺寸：880mm×1230mm　1/32

印　　张：7.25

字　　数：154 千字

版　　次：2022 年 2 月第 1 版

印　　次：2022 年 2 月第 1 次印刷

定　　价：66.00 元

艾序

　　中医内病外治疗法源远流长，历史悠久，有其他疗法所不及的许多优点，又能补内治等其他疗法之所不及。

　　自古医家重内轻外，天下皆然。《内经》内取、外取并列，未尝教人专用内治也。古代良工亦不废外治。

　　清代著名外治医家吴师机指出："外治药中多奇方，学识未到，断不能悟。或少见多怪，反訾古人为非，则大不可。"

　　内蒙古医科大学张述文教授等人研究的手心用药疗法，颇似吴师机所谓之"奇方"，既能防治多种疾病，又能改善全身的健康状态，起到强身治病的作用。受到患者的欢迎、认可。该疗法既符合中医理论，又经实践证实，大有普及的必要。

　　古人云："执方以疗人，功在一时；著书以教人，功在万里。"张教授毫无保留地把自己几十年的研究成果、宝贵经验贡献出来，精神可嘉，实则嘉惠医林，造福民众。

专著即将出版，乐之为序。寥寥数语，以弁书端，是为序。

戊戌年冬至后四日艾儒棣①谨识
于四川省成都市芙蓉城西浣花溪畔耕读斋

---

① 艾儒棣，成都中医药大学教授、博士生导师，主任医师，国家中医药管理局、教育部、国家卫健委首届中医药高等学校教学名师，四川省干部保健专家，四川省学术与技术带头人，四川省第二届十大名中医，中华中医药学会皮肤病分会顾问、外科分会顾问，四川省首届卫健委首席专家，同时担任科技部、卫生部、中医药管理局科技评审专家。国家发改委药品价格评审专家，世界中医联合会皮肤病专委会顾问，国家中医药管理局川派文氏皮科传承工作室学术带头人。担任第三届中医药学名词审定委员会委员。第四批、第五批、第六批全国老中医药专家学术经验继承工作指导老师。成都中医药大学附属医院皮肤科国家重点专科学术带头人。四川省外科专业委员会名誉主任委员，四川省皮肤科专委会名誉主任委员。

赵序

　　老友张述文先生将他投身中医药学术研究与实践几十载积累的手心用药疗法理成本专辑留于后人,不失为对社会的有益之举。

　　我与述文结识几十年,他做人朴实仁厚,正派爽直,淡薄名利,平易近人。他肯于贴近百姓,面向工农大众,能以平常人心态善待所有求医的人。对于远道来的求医者,尤其是来自农村、牧区的病人,均能给予体谅与关照。他仁医济人的人性化作为,深深地感动着广大患者。他讲求医德,注重医风,急病人之所急,痛病人之所痛,从不愚弄患者违心牟利。他时刻把讲医德重信誉看作是从医行为的一贯准则,这是与他接触的众多患者的共识,也是我们由医患关系跃为相知挚友的基础。他不在显赫名流大医之列,一直默默地从事教学、医疗工作,不仅在国内"桃李满天下",而且四次应邀去法国讲学,传播国医学术。他一直在潜心研究、探索中寻找行之有效、使用简单方便、经济实惠的方药和新疗法,手心用药疗法就是其一。这种疗法费用低廉,疗效好,很适用于平民百姓层面,值得推广应用。笔者就是这种疗法的"长效"受益者。说来话长:我的四肢关节在上个世纪五十年代初因为受了风寒,疼痛不已,久而久之,导致骨关节变形，行动不便，而且越来越疼，多方求医，疗效甚微。幸而在七十年代结识了述文，用了他研制"出炉"不久的手心用药。结果，由试试看，到十分真实地摆脱了缠身几十年的疼痛。迄今已近四十年了，感觉一直很好，这就是前述的"长效"之所在。

相信挚友述文此作，将为普及手心用药疗法，为弘扬祖国医学作出贡献，为广大患者带来福音。

赵桓仁[①]

2014 年 5 月

时年八十又五

[①] 赵桓仁，为本书作者的老患者、老朋友，呼和浩特铁路局老职工。

郭序

近日，张述文、张美云两位教授将力作《手心用药临床应用与体会》样稿寄我，并嘱我为书作序。

我对手心用药的了解，始于山东中医药大学高树中教授的著作《中医手心疗法大全》，因此，收到张教授的样稿后立刻放下手头工作，潜心拜读之，研习之。

本书是两位耄耋老人积五十年临床经验的真切体会，故如数家珍，一气呵成。确如《内经》所云：非其真勿传，传之必真也。

我和张述文教授初次相识于1996年10月，在太原召开的"全国中医外治学术研讨会"上。他是全国中医外科学会第一、二届委员，全国首届中医内病外治专业委员会委员，是全国高等医药院校新世纪规划教材中西医结合《皮肤性病学》第一版编委，又曾数次应邀赴法国讲学。通过会议上短短几天的接触，我从心底觉得他可亲、可敬、可师。

张述文教授精于中医皮科疾病诊疗，凡我介绍的原平赴呼和浩特求治者均获满意之疗效，其中顽固难愈的银屑病、尖锐湿疣等也有很好的疗效，甚至顿起沉病，而且疗程短、费用低廉。这与时下某些小病大治，久治敛财的商医形成了鲜明对照。

更难能可贵的是患者把症状说清楚，拍个照片发过去，张教授就能把药品寄过来，为的是给患者节约往返内蒙古的路费。

张述文教授医技精湛，宅心仁厚，实为当今社会医界之楷模。他融天道酬勤、地道酬德、人道酬诚于一身，怎一个仁字了得！

古代名医扁鹊云："人之所病，病疾多。医之所病，病道少。"如今张述文、张美云伉俪著作的出版，无疑又为病家增加了一种简便易行的治疗手段，患者只需按图索骥，严格遵照书中医嘱并执行之，即可获得有效的治疗，如此千秋功德，我愿为之鼓与呼！

郭扬①

庚子年荷月序于山西原平万和城

---

① 郭扬，山西省中医药学会外治专业委员会委员、山西省原平市中医正骨医院骨伤科主任。擅长治疗骨伤科疾病，在晋、蒙及周围地区颇负盛名，曾被山西日报等多家新闻媒体报道，获台湾高雄市山西同乡会奖。曾应邀到国际传统医药论坛及北京中医药大学做专题讲座。著有《武医心要》。因对武术的挖掘、整理有贡献，山西省体委授予其先进个人奖。

朱序

祖国医学的伟大宝库中，蕴藏着许多神奇的疗法，中医外治疗法就是这些疗法中重要的一类。近三十多年来，中医外治疗法得到飞速发展，许多疗法被发掘出来并被广泛运用。内蒙古医科大学张述文教授等将数十年手心用药经验系统总结形成《手心用药临床应用与体会》，嘱我作序，我作为晚辈后学，才学有限，十分惶恐，感谢张教授的信任，写下一些文字，作为序言，向大家推介这种外治疗法。

收到《手心用药临床应用与体会》书稿后，我置之于案头，多次拜读，字里行间能看出两位张教授为手心用药疗法付出的巨大心血，不禁感叹手心用药疗法的神奇。十几年前，我作为《中医外治杂志》的编辑，见过张教授关于手心用药疗法的文章，以为是张教授偶然使用的一种外治方法的报道，没想到十余年后，手心用药方法已经形成一部十余万字的著作，可喜可贺。

张述文教授与家父朱连学为好友，二人因从事中医外治学术活动相识。因性格相似，且都致力于中医外治学术工作，他们虽相隔千里，却借书信往来而成挚友。

在张述文教授等国内诸多专家支持下，家父创办了《中医外治杂志》。1994年家父因工作劳累过度，不幸去世，张述文教授闻讯十分悲痛，老友情深，数日间茶饭不香。其后二十多年来，张教授一直支持我的学习和工作，并多次到山西探望家母，不惧旅途辛劳。我也曾两次前往呼市拜访。张述文教授毫无保留地传授我外治湿疣的方法，我一直在临床使用至今，疗效确切，使我对五倍子外治的功效有了更深的认识。行文至此，二十多年来的点点滴滴历历在目，张述文教授的耿直和真诚，治学严谨和毫不保守都令人钦佩。

《手心用药临床应用与体会》一书完全反映了两位张教授的为人和治学态度，全书语言朴素真诚，详细介绍了手心用药的起源和发展，分析、记录了手心用药的中医学机理，记录了对手心用药治疗疾病病种的探索，以及对方法的不断改进和对疗效的反思。书中对每一位患者的真实疗效和无效原因分析都记录全面，尤其是手心用药的配方、用法、使用须知都毫无保留，这正是两位张教授为人和治学态度的真实写照。两位张教授的朴素文风、毫不保守的做法、严谨的治学态度值得我们学习。

我从事中医外治工作二十多年来，对各种外治方法及其机理也在探索中，手心用药相对足心（涌泉穴）用药在临床使用者明显偏少，不为大众所知，希望张教授这本书能推动手心用药的发展，为患者带来福音，也希望有研究者进一步发掘手心用药，推动这种外治疗法发扬光大。

朱庆文[①] 2020 年 9 月 20 日

于北京中医药大学

---

① 朱庆文，《中医外治杂志》常务副主编；世界中医药学会联合会肿瘤外治法专业委员会常务副会长兼秘书长；世界中医药学会联合会外治方法与技术专业委员会副会长；中国中医药研究促进会绿色疗法分会执行会长；北京中医疑难病研究会肿瘤协作委员会副会长兼秘书长；中华中医药学会外治分会副秘书长。

自序

我们开始应用手心用药，主要是治疗风湿性关节炎。该病多由感受风寒湿邪所致，历来是一种常见病，特别是栉风沐雨、辛苦劳作的劳苦大众，尽管化验、拍片无异常所见，但给患者带来很大的痛苦，并且迁延日久，缠绵难愈。因此，我们一直在寻找疗效好、费用低的药物和疗法。

1971年春，我们有幸用手心用药治愈了一例患病17年的风湿性关节炎患者。患者用药后，不仅关节疼痛治愈，全身状态改善，其他一些顽固的疾病和症状也都治愈了，直到48年后故去，一直没有复发。我们认为手心用药是一种比较理想的疗法，自此，在实践中不断观察、总结，至今不辍。

改革开放后，随着人们生活水平的提高，居住、劳动、防护条件等不断改善，风湿性关节炎患者越来越少了。但是，在实践中，我们还发现手心用药不仅能治疗风湿性关节炎，还能治疗很多其他常见疾病，包括一些很顽固的疾病，因此，手心用药治疗范围不断得到拓展。

手心用药不仅能预防、治疗多种疾病，还有强身健体、防治未病、保健养生作用，这是我们经过长期、大量实践证明了的，值得深入研究、应用、推广。

本书详细介绍我们探索手心用药近50年的经验和思考，限于我们的水平、条件，错误必不可免，敬请广大读者、同道、专家不吝指正。

作者谨识

2020年11月于呼和浩特市

目录

一、写在前面

（一）什么是手心用药疗法

这里所说的手心用药疗法（以下简称"手心用药"），就是让患者把药物握或包在手中，使药物接触手心，通过经络作用于心，达到扶正祛邪、治疗疾病目的的一种疗法。

本疗法，药物不进入胃肠，对人体脏腑没有直接伤害，因此，有人说它属于"绿色疗法"。至于它是否属于"绿色疗法"，我们不作论述，也不自诩。只希望它防治疾病的范围越来越广泛，疗效越来越好。

本书所论，均为应用本书所述之方药的实践和体会。

（二）可贵的第一例

我们的第一例手心用药患者是一位 34 岁的女性。她自幼生长在内蒙古一个靠近小河边的农村。当年，她每次到农田劳动，往返都要涉水过河。由于年轻，又不注意防护，在 17 岁的时候，发生了关节疼痛，晚间睡在热炕上就好些。她没重视，也没有治疗。

1958 年，她结了婚，开始到城里居住，城里没有热炕，也是沉疴积久，故病情加重，因此开始寻求治疗。

十几年来，患者在呼和浩特市（以下简称"呼市"）

各医院治遍了，用了许多中西药物，一直无满意疗效。找我治疗时，患者的情况是：

关节持续疼痛，在春秋季加重，严重时不能下地，两小腿还发生结节性红斑。

全身怕冷，即使在三伏天最热的时候，也不敢脱去长袖衣服，更不敢穿短裤、裙子等。在炎热的夏天，穿长袖衣、长腿裤又很热，以致全身不断出汗。所以，虽然怕冷，但是在天气炎热的时候，还是很不舒服的。

头也发蒙，转动头部时，就像是摇动放置时间太久而"转了黄"的鸡蛋，感觉头里面"咣里咣当"的。

此外，还有心慌、心跳（听诊没闻及心脏杂音），经常感冒等。

20世纪六十年代末到七十年代初，全国人民都在响应毛主席"深挖洞、广积粮、不称霸"的号召。城市里大搞"人防工程"——挖防空洞、修主航道。那期间，患者害怕阴冷，连主航道工地的边儿也不敢去。

我先用中草药给她治疗，未收到满意疗效。针刺治疗也仅使症状临时缓解，而且由于交通不便，她无法按时去进行针灸等治疗。

由于患者久治不愈，中药也用了不少，我自知没有特别高明之处，几副药不可能彻底治愈。更何况患者家庭经济条件有限。

实在没办法，我想试用当年得到的一个治疗腰腿疼的秘方（后面详细介绍），它是把一些中药粉末，醋调后，按男左女右握在手中（我让她握在两手中），到全身出汗为止，然后避风七天。

但是该方中有一味药，前所未闻，经过几年的查询、请教无果（否则早就给别人用了），只好用其他药代替，经患者同意，姑且一试。

我们单位、住处离患者家很远，乘坐公交汽车去，车少，等车时间又长，况且她家离公交车站也很远，往返很不方便，又没有自行车代步（那时候真是贫穷！我参加工作六七年，连自行车也买不起），更没有电话联系，所以几个月没有和患者家联系。等到秋季，我再去她家时，她早已经康复。

经询问得知，患者用药经过如下：

患者关节疼痛是每年春秋加重，加重前有征兆，如小腿开始发生结节性红斑等。因此，她把用药时间定在春季，开始有加重征兆的时候。用药时间是 1971 年 3 月初的一个晚上。

患者两手握药后，包扎完毕即熄灯休息。一觉醒来，她觉得颜面发凉，好像有凉风吹到脸上。她以为是孩子们"起夜"到室外，回来没关门（她家住的是一间平房，开门就是室外）。她抬头看了看，家里的门关得好好的，知道颜面感觉到的"凉"，不是外面的凉风吹到脸上引起的。不一会儿，还没等她入睡，她又觉得两肩部发凉，以为被子没盖好，露出了两肩，因为两手握药，不能自行盖被，于是叫醒她爱人，帮她盖好被子。她爱人打开灯，见被子盖得好好的，两肩并没有露出来。原来，她两肩的凉，不是没盖好被子受凉所致。说话间，她又觉得全身凉得很，于是她爱人又给她加盖了一床被。

第二天早晨，她取下手中握的药物时，全身已经出了不少汗。取下药物后，她感到全身极度疲乏，用她自己的话说，"全身没有一点劲儿，连地也下不了"。

接下来，她全身关节疼痛、前述其他症状，也都加重了。

患者非常紧张，怕的是治不好，反而加重了。她的丈夫也很害怕，不知道该咋办，只能安慰她："不要怕，这是把病'追'出来了，会好的！"

在全身疲乏无力和关节疼痛加重期间，患者其他"老病"症状也都加重了，只有头脑清楚，再也没有不清利的感觉。转动头部时，头里面再也没有"咣里咣当"的感觉了。

后来，关节疼痛、全身症状等，均在不知不觉中好转、消失，再没发生。

17 年的顽疾，用药一次竟获痊愈！患者完全恢复了健康。

疾病痊愈后，她根据毛主席的"五七"指示精神，参加了居委会办的"家属五七厂"。在五七厂，每天参加体力劳动，有时候推着胶轮小车到十几里地之外的呼市"东门外"拉钢材等，同行的年轻女人，这个腿疼，那个累得不行，唯独她，腿不痛、身不累。

患者治愈多年后，逐渐步入老年，后来得过脑梗等其他一些疾病，但是，四五十年来，手心用药前的关节疼痛和全身症状，一直没再发生过。

如果没有这可贵的第一例，如果这第一例用药无效，我们就不会研究手心用药，也就不可能有现在的状态。

我们由衷地感谢这第一例患者给予的机遇。

幸好，患者在用药后症状加重时，我不知道，否则，一定会紧张得不知所措。

（三）手心用药是有根据的

当年，有人不相信手心用药，还有人，凭主观臆断就轻易否定，甚至嗤之以鼻，认为这是毫无道理的"神话"。

我们说：手心用药绝不是"毫无道理"的"神话"，理由如下：

一、它行之有效。我们50年的临床实践证明，手心用药安全、疗效可靠，经得住实践的检验。

二、它有理论根据。它是在中医理论指导下应用、发展的。古今文献对中医内病外治法的论述很多，手心用药与之并行不悖。

（四）手心用药的作用

手心用药能够加强人体内部的自我调节作用，促进自我康复，这是它能防治疾病、强身健体的主要原因。

自我调节、自我康复，是人类（也是各种生物）生存必不可少的功能，是自然形成的一种生物求生本能。这种本能，在正常状态下，能使机体适应环境变化，得以生存，在发病或受到伤害时，促使机体努力康复，所以，有些疾病、外伤，能不药而愈。

中医认为心脏是"君主之官""五脏六腑之大主"，主宰、统帅全身的生命活动，脏腑、四肢百骸皆听命于心。

手心用药是药物通过经络和手心上的穴位作用于心脏，使之能更好地发挥"君主之官"的作用，更好地主宰、统帅、协调全身各个部位，改善全身各个部位生理功能的一种疗法。体内的阴阳、脏腑、气血、经络等各方面，都达到了健康状态下的协调与平衡，体内正气恢复了，自我康复的能力增强了，便有能力战胜疾病，恢复健康。

这里只是简单介绍，具体内容，后面还要进一步论述。

手心用药是一种"缓而治其本"的治疗方法。它主要是治疗一些慢性疾病，见效比较缓慢。用药后，机体的康复、健康状态的改善、战胜疾病等都需要一定的时间，故谓之"缓"。所谓的"治其本"，是说它能使机体内部达到新的、健康状态下的平衡，改善全身的健康状态，自力更生战胜疾病，疗效比较巩固。

（五）目的和希望

手心用药疗法，古已有之，文献中早有记述，如吴师机的《理瀹骈文》、赵学敏的《串雅外编》等很多古代中医文献都有这方面的记载。近代中医文献也有关于手心用药的报道，限于篇幅，这里不再一一例举。

纵观古今文献对手心用药的记述，其所用的药物、所治疗的疾病，各不相同，而且都说得很简单。

我们从1971年开始应用手心用药以来，至今已经50年了，实践中，积累了一些经验。

手心用药并不像古今文献、传说中说的那么简单。我们没见到古今中医文献对手心用药有如此详细的论述，因此，值得在这里详细介绍。

手心用药虽然不是万能的，也不够十全十美，但是，健身作用明显，应用范围较广，疗效可靠，副作用小，经济实惠，有深入研究、改进、应用、推广的必要，这是我们不揣冒昧，斗胆在这里著述的主要原因。

另一方面，我们的年事已高，不希望这几十年的辛苦结晶在若干年后，随遗体付之一炬，也不想作为秘方传给子孙。因此，我们把它公之于众，留给后人。

我们在这里详细介绍，首先是希望有志于中医外治疗法的同道们以及有条件者能够引起重视，在实践中进一步研究、改进，使之"更上一层楼"。同时，希望读者能举一反三，研究出其他更好的外治疗法。例如：我在2003年第5期《中医外治杂志》上发表的一篇文章中，结合手心用药，简单地介绍了研究中医外治法的心得、体会。该文发表后受到了一些读者的重视，其中，河南省夏邑县的一位医生，受到启发，举一反三，研制出几种药物，握在手中，治疗多种疾病，都取得了良好疗效，深受患者的欢迎。

我们也希望，疾病缠身者和亚健康状态者，参考本书内容，按图索骥，进行应用，摆脱疾病的痛苦。

多年来，我们一直希望能通过现代医学方法，深入了解、认识手心用药的一些实质问题，使一些似是而非或者不清楚的问题得以明确，改进手心用药的方法。当年，我们没有条件。现在，只能寄望于后人了。但是，我并不甘心，愿意在有生之年帮助有兴趣的单位、读者，研究、应用、发展手心用药。

需要说明的是，本人条件、水平、精力有限，到目前为止，对手心用药的认识还很肤浅，在理论研究方面也不足，甚至可能有牵强附会、错误等，目前仍然处于"入门"阶段。欢迎批评指正！

本书错误在所难免，但是在撰写过程中，我们始终坚持实事求是，不哗众取宠，不贻误今人，对得起后人，自信能经得住实践和历史的考验。

（六）欢迎批评指正

目前，造假并不罕见。"假作真时真亦假"，所以，本书所论，可能受到怀疑、指责，还可能被认为是假的，这并不奇怪。可能还有些人仅凭想象，就一口否定——就像后面附录（三）中说的某些人，仅凭臆想，就下结论。或者是"浅尝辄止"，轻易下结论，妄加批评、否定。

为了实事求是地揭示手心用药的实质问题，我们不怕批评、指正。善意的批评，错了也没关系。恶意诽谤，自有众人评说。

如果本疗法能引起同道们的重视，大家各抒己见，畅所欲言，做到"百花齐放，百家争鸣"，不受任何干扰和限制，它一定会有所发展，届时，吾愿足矣！

本书所论，若能经得住历史的考验，必然能生存、发展。如果都是虚假的，必然被淘汰，我们也应该成为"反面教员"，受到批判，乃至唾弃。

本书稿，曾请人民卫生出版社资深编审成德水老师、北京首都医科大学中医药学院李春英教授、四川中医药大学艾儒棣教授、原平市名医郭扬先生审阅、指正。他们不辞劳苦认真审阅，提出了指导性意见，非常宝贵。这里向他们表示衷心感谢，并希望各位读者能像他们一样对本书提出批评、指正。

二、手心用药机理探讨

手心用药是一种中医特色疗法，是以中医理论为指导的。中医的理论体系来源于临床实践，反过来又指导中医的临床实践。我们的手心用药也是来源于实践，中医基础理论是它的理论根据和指导思想。

我们用中医理论指导手心用药的临床实践，使之不断发展、逐渐完善；反过来，通过手心用药后患者的反应、治疗效果等实践，又验证了一些中医基础理论。

然而，手心用药为什么有效，机理是什么，限于我们的水平和条件，只能作以下粗浅探讨，敬请不吝指正。

（一）整体观念是手心用药的重要理论根据和指导思想

人体是一个有机整体，整体观念是中医理论体系的基本特点之一，所以，中医非常重视人体的统一性和完整性，手心用药也不例外。

组成人体的各个脏腑、经络、形体、官窍，甚至每一个细微的结构，都是人体的重要组成部分，它们在生理上相互联系、相互依靠、相互制约，分工合作，形成了以五脏为中心，配以六腑，通过经络系统，把脏腑、四肢百骸、五官九窍以及全身其他组成部分，包括每一个细微结构，联系成为一个完整的有机整体，通过气、血、津液的作用，在心脏的主宰、指挥、协调下，完成了统一的生理活动。这样，机体才能正常地生存，并不断地适应外界环境的变化。

人体各组织器官虽然都有各自的功能和作用，但这些功能、活动都不是孤立的，它们共同成为机体整体活动的组成部分，它们每一个部位，都和全身其他部位相互关联，彼此相辅相成，既相互支持又相互制约。它们在整体活动中，密切合作，相互制约，构成了局部与整体的统一，维持了机体的生理平衡，保证了机体的统一性和完整性。

在正常的生理活动中，人体各组织器官之间是相互依存、制约，互相联系、配合，互相影响着的。

在病理状态下，它们也都是互相影响的：一方面，局部病变往往与全身脏腑、经络、气血等等有关方面的失调有关，即局部病变往往是全身病理变化在局部的反应；另一方面，局部的疾病、损伤等，也可影响全身，甚至引起全身病变。

中医整体观念，与现代医学的生理学、病理学的有关论述并不矛盾，例如：

现代医学的生理学认为："人体的结构甚为复杂，大约由一百万亿个结构和功能不同的细胞，组成不同的组织、器官和系统，并各有其独特的功能。就单一细胞来说，它本身也是一个相当复杂的系统，是由许多功能各不相同的细胞器所组成。无论在结构复杂的完整机体内或在一个微小的细胞中，它的各个组成部分并不是互不相关、各自独立地进行活动。而是在结构上有严密组织；在功能上，无论在时间上还是在空间上都密切配合，协同活动，作为统一的整体而存在和活动的。这种能将几种不同功能合并在一起，并调整成为一种固定形式具有适应性意义的功能活动的作用，称之为整合作用。""机体与所生存的环境有着密不可分的联系。当环境因素发生变化时，机体的功能也随之发生变化，以便与环境变化相适应，即保持动态平衡，否则很难生存。""机体与环境间维持着对立统一的关系，其特点一是适应性，二是整体性。""这是因为人体有着完备的调节机构，能够感知环境因素的变化，并随环境因素的变化，相应地改变人体各种生理功能，并使其相互配合以适应该环境因素的变化。这一生理过程称为调节。通过这一作用，使机体处于稳态。"

调节的基本方式有神经调节、体液调节、自身调节等。"根据自动控制理论，人体的各种功能调节都可被看作是'自动控制'系统"。（以上摘自刘国隆主编的高等医药院校教材《生理学》，上海科技出版社，1986 年 4 月）。

现代医学的病理生理学认为，疾病时机体自稳调节功能紊乱："正常机体主要在神经和体液的调节下，在不断变动的内外环境因素作用下能够维持各器官系统机能和代谢的正常进行，维持内环境的相对的动态稳定性，这就是自稳调节控制下的自稳态。""疾病发生发展的一个基本环节就是病因通过其对机体的损害性作用而使机体内自稳调节的某一个方面发生紊乱，而自稳调节任何一个方面的紊乱，不仅会使相应的机能或代谢活动发生障碍，而且往往会通过连锁反应，牵动其他环节，使自稳调节的其他方面也相继发生紊乱，从而引起更为广泛而严重的生命活动障碍。""在各种自稳调节的控制下，正常机体各器官系统的机能和代谢活动互相依赖，互相制约，体现了极为完善的协调关系。由此可以理解，当某一器官系统的一个部分受到病因的损害作用而发生机能代谢紊乱，自稳态不能维持时，就有可能通过连锁反应而引起本器官系统其他部分或者其他器官系统机能代谢的变化。这就是疾病过程中的因果转化……"（以上摘自冯新为主编的高等医药院校教材《病理生理学》第二版，人民卫生出版社，1984年6月）

通过上述生理学、病理生理学的论述，可见中医的整体观念与现代生理学、病理生理学的观点并不矛盾。人体的"整合作用"，完备的调节机构，各个控制系统、"自动控制"系统，自稳调节功能等，是人体生存不可缺少的。

手心用药可对机体产生综合作用，其中的一个作用是：用药后促进了体内各个调节机构的调节作用。自稳调节功能加强，便于人体纠正某一个方面发生紊乱及由此引起的连锁反应，"使机体处于稳态"。

上述人体生存不可缺少的"整合作用"、完备的调节机构、"自动控制"系统、自稳调节功能等，从中医角度考虑，它们都应该属于"君主之官"——心脏的管控范畴。

手心用药对机体的哪些系统有调节作用？是神经，体液，还是其他方面？限于水平和条件，我们不能得知，仅觉得它是多方面的综合作用。但愿有条件的单位深入探讨、研究，得出结论。

（二）手心用药主要通过改善心脏功能发挥作用

1. 中医学中心脏的地位

中医认为：心为"君主之官""五脏六腑之大主"，是"主宰"全身的最高统帅，为一身之主，脏腑四肢百骸皆听命于心。人体各组成部分及其功能尽管非常复杂，但都离不开心脏的主宰，都是在心的统帅、指挥、协调下，分工合作，进行正常的生理活动。因此，只有在"君主之官"的正常统帅下，人体才能健康无病，即使有些轻浅小恙，也能经过自身调理，不药而愈。所以，《素问·灵兰秘典论》说："主明则下安，以此养生则寿，殁世不殆，以为天下则大昌。"

如果心脏的功能失常，人体的正常生理功能就要受到影响，发生疾病。如《素问·灵兰秘典论》所言："主不明则十二官危，使道闭塞而不通，形乃大伤，以此养生则殃……"

人体五脏六腑都非常重要，但是心脏作为"五脏六腑之大主"就更重要。

心脏的功能如何，决定患者的体质和健康等一系列情况。

几年前，我们曾在电视上见到一个报道：一位老年人，手术换了一个年轻人的心脏后，精神焕发，体力倍增，电视上见他在健身器材中跳上跳下，非常灵敏、活跃，就像一个小伙子，根本不像老年人。该报道说，现代医学权威人士认为：这个老人身体状态的改变，和手术换了年轻人的心脏无关。对此，我们的看法相反。是那颗心脏把那个年轻人的旺盛朝气带给这位老人，他才焕发了青春活力。可见心脏作为君主之官，对于体质、健康有多么重要。

按照中医脏腑理论，心包在心脏的外围，为"心主之脉"，保护心脏，又是"臣使之官"，为使令之臣，参议君主之官的决策，收发信息指令等。《素问·灵兰秘典论》说心包："膻中者，臣使之官，喜乐出焉。"李念莪说它："贴近君主，故称臣使。""此独泛言臣又言使者，使令之臣，如内侍也。"

《灵枢·邪客》说心脏："邪弗能容也，容之则心伤，心伤则神去，神去则死矣。诸邪之在于心者，皆在于心之包络，包络者，心主之脉也。"是说心为"君主之官"，"五脏六腑之大主"，不能受邪。病邪侵犯心脏，则心包代替心脏受邪，例如温病的温邪犯肺"逆传心包"等。

心包作为"心主之脉""臣使之官"，参议君主之官的决策，又代替心脏受邪。它的生理、病理均与心脏一致。故这里所论述的心脏生理功能，均包括了心包的生理功能。即心包的功能是心脏生理功能的一个组成部分。心包及其所属的经络在手心用药防治疾病过程中，发挥了积极作用。

至于心脏不能受邪问题，后面我们还要例举现实生活中的梦魇现象说明。

2. 手心用药促进心脏发挥"君主之官"的作用

手心用药是通过手心部位的手少阴心经的荥穴少府穴、手厥阴心包经的荥穴劳宫穴，以及手少阴心经、手厥阴心包经等经络的传导作用，把手心上药物的信息传递到心脏和心包，使心脏、心包本身的阴阳调和、各项生理功能得以改善，能很好地发挥"君主之官"及"五脏六腑之大主"等作用，使其能更好地"主宰"、协调全身各组织器官很好地分工合作。这样，体内的各组织器官，在听命于心的前提下，都能充分发挥各自的生理功能，失调者（无论是不及，还是过亢者）均得以矫正。因此，全身各组织、器官，甚至是每一个细微结构，都能各司其职、各尽其责，使机体达到健康状态下的生理平衡，于是，体内阴平阳秘、脏腑调和、经络通畅、气血津液充盛。这样，机体战胜病邪的能力增强了，所以，患者身体能自我康复、战胜疾病。

总的来说，手心用药是通过经络作用于"君主之官"——心脏，在心脏的作用下，通过自身调节，使机体从各个细微结构到脏腑、经络、阴阳、气血、津液等都达到健康状态下的平衡。健康状态得到改善，战胜和预防疾病的能力增强，因而使一些疾病被治愈。这就是《内经》所说的"主明则下安""阴平阳秘，精神乃治"。因此，患者用药后，健康状态明显改善，很多疾病被治愈。

手心用药从心脏入手，从机体内部治理，就像调动一切积极因素，治理、建设国家，靠"自力更生"，不是靠"借贷""外援"（服药），虽然见效缓慢，但是疗效巩固。

3. 手心用药调整心脏阴阳

（1）阳气对人体生命活动的重要性

《素问·生气通天论》说："阳气者，若天与日，失其所，则折寿而不彰。"张景岳说："阳之为义大矣。夫阴以阳为主所关于造化之源，而为性命之本者，惟斯而已。""人是小乾坤，得阳则生，失阳则死。""生化之权，皆由阳气。"李念莪说："在于人者，亦惟此阳气为要，苟无阳气，孰分清浊？孰布三焦？孰为呼吸？孰为运行？血何由生？食何如化？以天之无日等矣。"（见张存梯《中医火神派探讨》34页）

"火神派"是目前颇受重视的一个中医学派，虽然其历史尚不及其他中医学派久远，影响面还不及其他学派广泛，但是，我们的临床实践证明：火神派的理法方药行之有效，经得起实践检验，众所周知，真理是能经得住实践检验的。

火神派的创始人郑钦安非常重视人体的阳气盛衰，他认为元阴元阳是人身立命之根本，但是在阴阳两纲中，表面上看，阴阳在相互为用的关系中，处于同等地位，互为消长，缺一不可。然而在相互消长的过程中，表现出来的却是"阳统乎阴""阳主阴从"。因此，他认为阴阳二者之间的关系，关键在于阳气，阳为主，阴为从，只有阳气致密于外，阴血才能固守于内。二者虽说互根，但又有主次之分。所以，他特别重视阳气，认为"阳者阴之根""有阳则生，无阳则死"。在他的著作中，反复阐述这些观点，如："阳者阴之根也，阳气充足，则阴气全消，百病不作。""阳旺一分，阴即旺一分，阳衰一分，阴即衰一分。""阳统乎阴，阳者阴之主也，阳气流通，阴气无滞。""人身所恃以立命者，其惟此阳气乎。阳气无伤，百病自然不作，有阳则生，无阳则死。""人身立命就是一个火字。""人之所以立命者，在活一口气乎。气者阳也，阳行一寸，阴即行一寸，阳停一刻，阴即停一刻，可知阳者阴之主也。"（参见张存悌《中医火神派探讨》32 页）

成都已故名医张文耀先生，也十分重视阳气，并自成风格。他常告诫后人："人就是活点阳气，阳气在生理情况下是生命的动力，在病理情况下是抗病的主力。"他临证时广用附子，认为：女子 14 岁左右要"分经"，男子 16 岁左右要"换童"，很容易出现肾阳虚的情况，此期间患病用药，皆应加入药性大热，通行十二经脉的附片以促进生理转化。女子 35 岁以后，男子 40 岁以后，阳气渐衰，处方用药也离不开附片。阴虚或发热患者，肺结核积年不愈，时而痰中带血，慢性肝炎，肝硬化，慢性胆囊炎，慢性肾炎，肺气肿，冠心病，类风湿，妇科经、带、胎、产，只要尺脉沉细，都灵活加入附片而取得良好疗效。（见张栋、林翠玉主编《名老中医用药心得 2》146 页）

当代中医名家李可先生认为："伤寒论是中医学的灵

魂，微言奥义，字里行间表露出来的重要奥秘，只有 4 个
字：保护阳气。"（见孙其新《李可临证要旨 1》第 16 页）
2007 年他又总结出"医圣的着眼点、立足点，全在卫护元
阳上下工夫。113 方，一首四逆汤足矣。当代人由于错误
的生活理念，错误的生活习惯，错误的治疗思路，这都进
一步伤害了阳气，导致阳虚的人十占八九。……""由于当
代人类，阳虚者十占八九，这是辨证的大环境、大矛盾，
故温阳法在全球范围内有普遍实用性。"（见孙其新《李可
临证要旨 1》第 17 页）

我们坚信前贤的论述，并作为指导思想在临证中应用，
提高了疗效，还治愈了一些比较顽固的疾病。事实证明，
手心用药能治疗很多种疾病，这和它能振奋阳气有密切
关系。

（2）手心用药能调整心脏阴阳

前贤的上述理论和我们的临床体会，均说明阳气对人
体生命活动的重要性，阳气的盛衰直接关系到人体的健康
及疾病的发生、发展、预后。在治疗疾病的过程中，扶助
阳气是非常重要的。实践证明，手心用药主要是作用于心，
首先是温通心阳。正如《中医基础理论》（全国高等中医
药院校规划教材第九版．孙广仁，郑洪新主编）所说的
"心主要以阳气为用：心阳有推动心脏搏动，温通全身血
脉，兴奋精神，以使生机不息的作用"。

"阳者阴之根""阳旺一分，阴即旺一分，阳衰一分，
阴即衰一分"，所以手心用药在心脏的自身调节中，也能相
应地滋益心阴（后面还要论述），故能平衡心脏的阴阳，这
无论是在机体的正常生理活动中还是在很多疾病的治疗、
康复中，都非常重要。

心在五行属火，为阳中之阳，心阳的盛衰，直接影响心的生理功能，心脏的功能如何，又直接影响到身体的健康情况。手心用药首先振奋心的阳气，改善心脏的功能，使心脏更好地胜任、行使"君主之官"的职能。可见心阳得助，不仅心脏功能改善，还带动了全身各部位阳气的恢复，使之功能改善。由于振奋了全身的阳气，所以它有明显地温阳助阳作用，因而对虚寒证的疗效非常明显，如形寒肢冷、手足不温、不耐寒冷等的阳气虚弱患者，疗效尤其显著。

当代名中医李可先生重用附子温通心阳以强心，救活了许多西医束手无策的危重患者，足可以证明温通心阳的重要性。

实践证明，手心用药不仅能助心阳，也有助于肾脏等各阳气不足的脏腑恢复阳气，并改善全身健康状态。因此，我们认为：肾阳固然重要，心阳也非常重要，甚至更重要。火神派注重肾阳，我们这里强调心阳。

手心用药不是单纯地助心阳，在助心阳的同时也益心阴，首先使心脏的阴阳平衡，只有这样才能发挥"君主之官"的功能，进而使全身阴阳平衡、脏腑调和，气血津液、经络等都能正常发挥其作用。

为什么手心用药以助心阳为主，又能兼顾心阴？

在生命存续期间，为了生存，各种生物都自然地具备了自我调节和自我康复的本能，这种本能是普遍具有的。

这种自我调节具有多向性，但无论向哪个方面调节，都是向着有利于康复、生存方面调节。

人类也不例外。例如，在针刺治疗中，很多医生在行针时没有根据患者的寒、热，用相应的"烧山火""透天凉"的手法，也没有根据患者是虚还是实，而分别用补法或泻法。结果，无论患者的疾病是属于哪种性质的，都有疗效。这是针刺后机体加强了自我调节和自我康复的功能，根据体内具体情况进行自我调节的结果，诸如寒者热之、热者寒之、虚则补之、实则泻之等等，因而自行纠正了体内阴阳偏盛、偏衰，治愈了疾病。

所以，抗御疾病的时候，疾病轻者可以靠自身的调节作用康复。但若疾病超过了机体自身调节和康复能力的限度，就需要治疗，通过治疗加强人体调节和康复的能力，促进康复。

促进人体自我调节的方法，除针刺外，还有体育锻炼，包括练气功、打太极拳等。手心用药也是这样。它也是靠促进自身的双向调节，达到防治疾病的目的的。

阴阳互根，它们相互制约、相互促进。故《素问·阴阳应象大论》说："阳生阴长，阳杀阴藏。"手心用药虽然是以助心阳为主，但是在助心阳的同时，出于生物本能的双向调节作用，也能兼顾心阴。正如张介宾所论："故善补阳者，必于阴中求阳，则阳得阴助，而生化无穷。善补阴者，必于阳中求阴，则阴得阳生而泉源不竭。"

手心用药调和其他脏腑也是这样。这和单纯用阳热性质的药物进行调节——单纯祛寒、助阳不同，它是促进人体自我调节功能发挥作用，自动调和体内阴阳等各方面的平衡。对于心脏，它虽然以助心阳为主，但也兼顾了心阴，不至于矫枉过正，和体育锻炼、针刺治疗一样。

（3）手心用药调整心脏阴阳作用的体现

心脏为阳脏、火脏，主要以阳气为用。"心阳有推动心脏搏动，温通全身血脉，兴奋精神，以使生机不息的作用。

但心阳必须与心阴相协调，才能维持心主血脉与藏神的正常机能，才能使心脉畅通、心神清明。若心阳不足，失于温煦、鼓动，既可以导致血液运行迟缓，瘀滞不畅，又可引起精神萎顿，神识恍惚；而心阴不足，失于凉润、宁静，则可导致血液运行加速与心神不宁，出现心慌、心烦、失眠等症"（见《中医基础理论》100 页）。根据患者手心用药后的反应和疗效，有理由认为，手心用药能助心阳，同时兼顾心阴。因此，对于心阳不足，导致血液运行迟缓，瘀滞不畅，精神萎顿、神识恍惚；心阴不足而致的心神不宁、心悸、心烦、失眠等都有较好的疗效。故手心用药对于心主通明，即心脉以通畅为本，心神以清明为要，是有明显作用的。

心居于上，其气宜降，"心火虚衰，不能下行资助肾阳，出现血流迟缓，腰以下寒凉，当补心阳；若因心阴不足，不能牵制心火下降，出现上热下寒，当滋心阴以降心火"（见《中医基础理论》100 页）。血流迟缓者、上热下寒者，多见腰、膝以下寒凉，同时头面、咽喉、口腔等部位容易"上火"，发生一些慢性炎症等疾病，例如慢性咽炎、慢性扁桃体炎、复发性口腔溃疡等，这些病用手心用药后，均有很好的疗效。这说明，手心用药能益心阳、滋心阴，平衡心之阴阳，有助于心气下降。

4. 手心用药改善心主血脉的功能

心主血脉包括主血、主脉两个方面，是心脏非常重要的功能，各版《中医基础理论》在提到心的生理功能时，都是首先说"心主血脉"。

下面分别从手心用药对心主血、主脉两个方面的作用进行论述。

（1）手心用药改善心主血的作用

心主血的一个内涵是心生血，即"奉心化赤"。限于水平和条件，我们对"奉心化赤"尚不能深入理解和体会，也不能和手心用药联系起来，但是在实践中发现，手心用药可促进、增强心生血的作用。

手心用药后，随着全身健康状态的改善，与生血有关的脏腑功能也都相应地改善了，因此，生血能力也必然增强。例如本书案例选编 1－1（第 127 页），是一位急性粒细胞性白血病患者，用药前，血色素只有 0.5 克，面如白纸，没有光泽。不用别的药物，单用一次手心用药，其后每周固定时间化验一次血常规，结果显示其血色素每周增加 1 克，因而患者面色逐渐红润、有光泽。患者原来神疲体倦，每天只能迷迷糊糊地躺在炕上，干不了别的。用药后能抱着小孩上炕、下地玩耍。这和心生了足够的血，能够濡养全身有关。可见手心用药有促进"心生血"的功能。

手心用药加强心主血功能的另一个表现是，能提高血液的质量、增加血液的数量，使血液的濡养作用增强。

体内，水谷精微化生血液的过程是复杂的，生血的过程中，除心脏外还有其他脏腑参与，所以说，血液的生成是心与其他脏腑共同完成的。因此，心和相关脏腑的功能如何，与血液的生成有密切关系。

手心用药后，心和各脏腑、全身状态均得到改善，包括参与化生血液的脏腑，这样，机体生血能力必然相应地加强。例如，消化功能改善，有足够的水谷精微等营养物质化生血液，所生出来的血液成分、质量、数量等方面都会得到相应的提高。血液的质和量都提高了，濡养作用必然加强。

再如，肺朝百脉，全身的血液流经于肺，进行气体交换后，血液中红细胞携带氧，运行到全身，以保证全身新陈代谢的需要，这是血液濡养各组织器官的另一个方面。严重的肺疾病患者，肺功能受到影响，气体交换必然也受到影响，进行气体交换后，血液中红细胞携氧量降低，这样的血液不能给各组织器官提供足够的氧。也就是说，该血液的滋养作用降低了。手心用药后，肺脏的功能也得到了相应的改善，血液流经于肺时，气体交换得到了改善，血液中含氧量比用药前增加了，也就是营养、濡润作用增强了。这样，一些患者发绀或轻微活动后发生心跳、气短、乏力等现象就可以得到缓解或消除。

非常遗憾，由于某些原因，除了一位急性粒细胞白血病患者外，我们没有典型的贫血或血虚患者验证，有的贫血患者在用手心用药治疗期间，还用了其他药物，这里不能作为典型案例介绍。诚请有条件的读者对此进一步验证。

（2）手心用药改善心主脉的功能

心气推动和调控血液运行，输送营养物质于全身，手心用药后，随着心脏功能的改善，推动和调控血液运行的作用必然加强，也就是心主脉的作用加强了。例如，人体血液循环差的局部不耐寒冷，寒冷季节，末梢血循环差的部位怕冻，容易发生冻疮。手心用药后，这种情况就会改变。原因是用药后，血脉通畅，微循环得到改善，血液能正常运行，全身各部位都能得到充足的血液濡养，包括原本末梢血液循环差的部位。这是手心用药改善了心主脉的功能，使血脉通畅，血液循环改善的结果。

"痛则不通，通则不痛"。手心用药后，患者的一些疼痛症状得以减轻或消失。此外，一些面色晦暗无泽的患者，用药后面色红润光泽。这些都说明患者用药后，脉道通利，血脉内的壅塞、瘀阻等得以清除。可见，手心用药能通畅脉道。

5. 手心用药改善心脏主神明的功能

心脏之所以成为"君主之官""五脏六腑之大主"，主宰全身的生命活动，关键是心有藏神，主神明的作用。《素问·灵兰秘典论》说："心者，君主之官也，神明出焉。"《灵枢·邪客》篇说："心者，五脏六腑之大主，精神之所舍也。"古人之所以把心称作"五脏六腑之大主"，是与心主神明的功能分不开的。心脏的藏神，主神明，能主宰意识、思维、情志等精神活动，同时指挥、影响人的行为。心不能藏神、主神明，就会发生神识不清，出现昏迷、虚脱、各种失态等。

心脏不能受邪。《灵枢·邪客》说心脏"邪弗能容也，容之则心伤，心伤则神去，神去则死矣"。是说"君主之官"的心脏是不能受到外邪侵袭、干扰、伤害的。心脏在胸腔内，有心包、肋骨、肌肉、皮肤、衣被等层层保护，不容易受到外伤，也不会轻易感受外邪。但是，人在仰卧睡眠时，如果把手或某些轻的东西放在心尖搏动的位置上，在睡眠中就容易作噩梦，被惊吓而醒。这种梦魇现象，俗称被"魇"住了，很多人有切身体会。

实际上，心脏有层层保护，心前区放上自己的一只手，其重量有限，对心脏搏动的影响大吗？肯定不大。只能说是轻微地影响，那为什么会出现"梦魇现象"？说明心作为"君主之官""五脏六腑之大主"，不能受到任何干扰和影响，即使是睡梦中也不例外。这同时也证明，心确实是"藏神""主神志"的。对心的轻微影响，也能干扰心"藏神""主神志"的功能。即使是在睡眠中，心脏受到轻微干扰，也会作噩梦。

手心用药后，心藏神、主神明作用得到增强，患者普遍有精神状态明显改善、心情好、头脑清爽、记忆力增强等反应。例如，一个中学生患者的母亲说，原来患者头一天晚间背熟的英语单词，第二天早晨竟忘得"一塌糊涂"，手心用药后就好多了。还有些患者原来有思维能力减弱、烦躁易怒、心悸胆怯、怕惊吓、失眠等症状，用药后这些症状消失了，精神状态好了，睡眠也改善了。

手心用药不仅有利于改善心藏神、主神明的功能，甚至解决了神不守舍的问题。例如，有一位患者，因产后郁怒，导致失眠、抑郁等，长达14年不愈。后来发展到不自主地"往外跑"，有时明白，有时糊涂，这是神不守舍的表现。手心用药一次治愈，直到一年以后。详本书第138页案例选编1-9-1。

人的情志活动不仅归属于五脏，主要归属于心，情志活动是心主神明的生理功能之一。"所以张介宾在《类经》中指出：'心为脏腑之主，而统领魂魄，并该意志，故忧动于心则肺应，思动于心则脾应，怒动于心则肝应，恐动于心则肾应，此所以五志惟心所使也'，又说：'情志之伤，虽五脏各有所属，然求其所由，则无不从心而发'。人的精神意识思维活动，虽可分属于五脏，但主要归属于心主神明的生理功能。因此心主神明的生理功能正常，则精神振奋，神志清晰，思维敏捷，对外界信息的反应灵敏。如果心主神明的生理功能异常，即可出现精神意识思维的异常，而出现失眠、多梦、神志不宁，甚至谵狂；或可出现反应迟钝、健忘、精神萎顿，甚至昏迷，不省人事等表现。"

（见印会河主编《中医基础理论》30 页，上海科学技术出版社，1984 年 5 月）——限于条件，我们没有用手心用药治疗谵狂、昏迷、不省人事等患者，但失眠多梦、神志不宁、反应迟钝、健忘、精神萎顿者，手心用药治疗有效。说明手心用药能改善心主神明的生理功能。

由于情志活动主要归属于心，所以，情志所伤，首先伤及心神，次及相应脏腑，引起该脏腑的功能紊乱，出现一些相应的症状和疾病。

心主神明的功能正常，不仅令人保持心情舒畅、精神愉快，同时对情志伤害的抵御能力也能增强：轻微的情志所伤，能够化解；严重的，即使不能完全化解，也能转重为轻。

对一些轻微的精神刺激也难以承受的患者——他们受到精神刺激、神志损伤后，容易引起相应的疾病和症状，这些患者手心用药后，情况就会改变。因此，手心用药不仅能明显改善精神状态，而且有助于抵御、化解、减轻情志损伤造成的伤害。例如：武川县哈乐乡，一位姓姚的朋友，为人本分，与人为善。有一年，竟无故被一个蛮横无赖者打了，因此，他家的人都很生气，特别是他的老伴，更是气得厉害。后来谈及此事，他老伴说，若不是用了手心用药，非气出一场大病不可。

6. 手心用药对心脏功能其他方面的作用

（1）心之华在面

"面部的色泽，可以反映心血、心气的盛衰及其机能的强弱，故称心之华在面。其机理在于全身气血皆上注于面……心气旺盛，血脉充盈，则面色红润光泽。心气不足，可见面色㿠白；心血亏虚，则见无华……"（《中医基础理论》101 页）。

手心用药后，患者面色能够相应地改善：原来面色晦暗不泽、苍白无华者，变为红润光泽。年轻的患者用药后面色变得红润、白净，显得更加靓丽；一些中老年患者显得年轻了；颜面有黄褐斑的患者，用药后黄褐斑逐渐消退；颜面有寻常痤疮的患者，痤疮能治愈或减轻；风心病患者，用药后二尖瓣面容消失。如本书案例选编 3－1（第 160 页）

可见手心用药后，随着心脏功能的改善，面色得以改观，面部一些皮肤病得以治疗。这里，从实践中验证了"心在体合脉，其华在面"的理论。

（2）心之窍为舌

中医认为，"心主舌"、心"在窍为舌""舌者，心之苗也"。

我们用手心用药治疗的患者均非危、急、重症，他们的舌象，在一般情况下，没有明显的异常表现，因此，我们没见到手心用药后患者有明显的舌象变化。

有些心脑卒中后遗症患者，兼有舌强言謇等，用药后，舌强言謇、舌不能正常活动等，得到改善或完全恢复正常。例如本书案例选编 1－8（第 137 页），患者为脑血栓后遗症，舌活动受限，虽然能说话，但不能正常进食，每顿饭只能喝稀粥，用药后，由于舌能够正常活动，可以正常进食了，不再是每餐只能喝稀粥。

本书案例选编 4－5（第 179 页），患脑血栓，病程一年，舌不能随意转动，不能说话，吃饭时经常"呛"，喷出饭来，影响别人的食欲。手心用药后，不仅四肢活动改善，舌僵也有所改善，虽然还是不能自如活动，不能讲话，但是进食过程中不再呛出饭来。说明手心用药后，舌的活动随着心脏功能的改善，也相应地改善了。该患者没进一步好转的原因，一是用药后养护期间违背了禁忌，二是可能和栓塞部位、程度、病程太长有关。

本书案例选编 2－1（第 144 页），患者原来有时吃饭呛，用药后不呛了，吃饭时说话咳嗽，用药后也不咳嗽了。这些症状的发生和舌的活动异常有关系，舌和心脏的关系密切，故手心用药通过心脏改善了舌的活动状态，纠正了舌活动异常出现的一些症状。

综上所述，我们认为：手心用药在舌处于健康状态时一般看不出明显的作用和变化，在舌的活动有障碍时，手心用药可体现出一定的治疗作用。

（3）心在志为喜

《素问·调经论》说："神有余则笑不休，神不足则悲。"《素问·阴阳应象大论》说：心"在声为笑"。

这里不作抽象的论述。说的是：有两例患者用手心用药后，在神志清醒的情况下，忍不住大笑，笑的时候，顾不上回答别人的问话，大笑后"心情舒畅，全身轻松"。详见案例选编（五）。

有上述反应的患者，虽然很少，但肯定不止这两例。

这两例患者用药后的大笑，不是巧合地，也不是无缘无故地，它印证了中医心在志为喜，《内经》"神有余则笑不休""心在声为笑"等论述。

（4）心在液为汗

《理瀹骈文》及其他古今文献、报道，关于手心用药，都提到患者手心用药后的出汗问题，理由都是心主汗，汗为心之液等，与我们的所见、体会一致。

我们所见到的手心用药出汗是：患者在不增加衣被、

室内温度正常的情况下，平时、用药前，患者并不出汗，但是手中握药期间，一般都有微微汗出，持续不断，取下药后，多数患者汗出停止或逐渐减少。可见该出汗，与手中握药有直接关系。因为它作用于心，完全符合"心在液为汗""汗为心之液""汗出于心"等论述。

心为一身之主，脏腑四肢百骸皆听命于心。手心用药期间，药物的信息传递到"君主之官"心脏，心脏接受到该信息后，作出调理全身各部位的相应的部署。然后把该"部署计划、方案"，作为指令传递到全身。

用药时各部位出汗的过程，应该是各部位接受"君主之官"指令的过程。即出了汗的部位，已经接到了"君主之官"的指令，并准备或开始"落实""执行"。全身都出了汗，是指令已经传遍全身。全身即将或开始按照"君主之官"的指令，进行自我调理、改善等"整顿"。

因此，我们强调：用药时，需要在全身出汗后再取下药物，不留"死角"，宁可多用一会儿。

我们推想：用药时某些部位没有出汗，是该部位没有接到"君主之官"的指令，所以就不能按照指令办。因此，该部位疾病的疗效将受到影响，甚或无效。如果用药时全身无汗，就更难取得疗效。例如：

（1）冉某某，女，7岁，素有大便干燥，难以排出（其他疾病略）。2019年6月1日晚间，手心用药六七个小时，因盖的被子薄而无汗出，次日无任何反应，全身症状均无改善，排便仍然困难。

次日（6月2日）晚间，盖了厚一些的被子，又用药七小时，出了汗。结果用药后的第二天感到疲乏，不愿意玩，大便虽然还有些干燥，但已经不难排出了，此后逐渐好转。其他疾病也得到改善。

（2）韩某，女，62岁，住包头市。患者非常自信，不听我们的讲解，不看《用药须知》，自以为是地用药。从2019年4月29日开始，每天用药两小时（她认为用药两小时，时间已经很长了），连用三天，都是没等出汗就取下了药物。结果，治疗无任何效果。

（3）李某，女，50岁，化德县农民。于2019年2月17、18日分别用手心用药各一次，每次握药数小时，用药期间，取下药物后，都没出汗。用药后，虽然避风养护了半个月，但一直没有任何反应。用药2个月零20天后，即2019年5月9日来复查，诸症如前，均无改善。

《中医基础理论》第102页说："汗由津液所化，津液是气的载体，大汗可大量耗散津液，致心气或心阳无所依附而亡失，出现心气脱失或心阳暴脱的危候。"

很多用手心用药的患者，恨病用药，用药期间出汗很多，我们也非常担心出现心气脱失或心阳暴脱等危候。但事实上，手心用药出汗很多的患者，都没发生心气脱失或心阳暴脱的危候。下面，以出汗最多、时间最长的一例说明：

20世纪70年代末，呼市近郊华建幸福村的一个19岁的姑娘因关节疼痛采取手心用药治疗。当时给患者的"用药须知"也很简单，主要是用药前由我讲解，其中有"用药后，在室内避风七天"。

患者和她的父亲把在室内避风七天当成连续握药七天。结果患者握药全身大汗出之后，未及时取下药，全身持续大汗出。到第六天实在坚持不下去了，让她父亲来找我。

我赶到她家时，见她躺在炕上，大汗淋漓。于是，立即取下药物，开始避风。

患者握药六天，出了大量的汗，用药后，竟很快痊愈，也没有任何不适及后遗症。后来随访时，她告诉我：原来身体虚弱，一个人骑自行车还摇摇晃晃，用药后，她骑车带一个大人也没问题（当时没有私家汽车，公交车不方便，人们都习惯于骑自行车带人）。

该患者长时间大汗出，竟很快恢复了健康，也没有副作用，这种情况和患者年轻，机体康复能力强有关。另一方面，手心用药后，虽然汗出于心，但作为"君主之官"的心，接受药物作用后，不是无节制地倾出所有的"心之液"，所以出汗虽然很多，但还是有一定限度的，不是无止境地出汗。或者说，还有一些保留或节制，以保证不致于过汗伤阴、伤阳。这是源于"君主之官"的"明智"，也是机体"自我调节"的生物本能。

尽管如此，我们仍然不主张用药后大汗出。

《灵枢·营卫生会》篇说"夺血者无汗，夺汗者无血……"，因此有"汗血同源"之说。做手术时要出血，既然"夺血者无汗"，手术后、失血后的患者用手心用药是否出汗，我们不能拿病人做试验，没有临床实践，不敢妄言。

为了避免意外发生，我们对各种原因出血后的患者（手术后、产后、失血者）短期内，不予手心用药。是否均应该如此，待证实。

（5）心与夏气相通

一年中，夏季是最热的季节，属于阳中之阳。心为火脏，阳气最盛。心与夏季同为阳气最旺盛者，二者同气相求，故心与夏季相通应。

按说。心阳虚衰者夏季采用手心用药疗效应该更好。

由于我们观察得不够细致，加上病源限制，夏季用药的患者中，没见到典型的心阳虚衰者，所以心阳虚衰患者在夏季手心用药后，是否有更明显的疗效，没有验证。

（三）经络系统在手心用药中功不可没

经络系统根源于脏腑，网络全身，运行气血，传导信息，是联络人体内外、上下及各组织器官的通路。人体能成为一个完整的有机整体，与经络系统的沟通是分不开的。所以经络系统是机体必不可少的重要组成部分。

手心用药后，首先是经络系统把药物的信息传达到心脏和心包，促进其发挥"君主之官"的功能。"君主之官"再通过经络系统，把信息传达到全身各个部位，使功能失常者自动恢复正常，并与全身其他部位协调合作，促使机体恢复正常生理功能。

经络系统和全身其他各组织器官一样，都听命于心。手心用药后，全身经络系统和其他部位一样也相应地得到了改善。因此，经络对于信息的传递更加灵敏、快捷。同时，经络本身如果有不通畅之处，也得以通畅，如有瘀阻则得以清除，因而保证了气血、津液等的正常运行和全身代谢需要，满足了体内互相联系、沟通的需要，促进了体内生理活动的良性循环。

（四）对手心用药其他作用的体会

手心用药对机体的调节作用是多方面的，而且是同时进行，结果是互为因果，相互促进，共同改善，形成良性循环。所以，它的每个作用都不是孤立的。除了前述的改善心脏功能外，还有其他作用，简介如下：

1. 平衡机体阴阳

实践证明，手心用药不仅平衡心脏的阴阳，使之无过亢或不及，而且能调理全身的阴阳，使之平衡，由于是双向调节，对阴阳偏亢、偏衰者均有一定的治疗作用，从而达到"阴平阳秘，精神乃治"的目的。

（1）阳亢热盛者得以康复

由于地域、气候等原因，我们这里（内蒙古自治区）典型的阳热亢盛，持续时间又很长的患者不多，我们用手心用药治疗的仅有一例，说明手心用药在平衡体内阴阳过程中，对阳亢热盛者有明显疗效。

患者陈某英（见本书第 152 页案例选编 2－4），第一次手心用药后，由于不按要求养护等原因，竟致体内进一步阴阳失调，表现出一派阳亢热盛的症状：全身燥热、怕热喜冷，在北方寒冷的冬天也是畏热喜冷，无论环境多么冷，她始终是不嫌冷，而是觉得热，更不需要增加衣被。这样，该症状持续一年半以后，到第二次用药后才消失。

第二次用药，患者严格按要求休息及养护。结果，不仅治其他疾病取得满意疗效，体内阴阳失调引起的阳亢热盛症状也消失了。此后，她和正常人一样，随天气、环境的温度变化，感知冷暖，随时增减衣被。

（2）阳气不足者振奋阳气

内蒙古地处北疆，寒冷的时间长，因为经常感受寒邪，损伤阳气，引起阳气不足的患者不罕见，因寒致病的寒证患者也很多。因此，形寒肢冷，畏寒喜暖，不耐寒冷的虚寒证以及寒痹等患者都很多，用手心用药治疗的患者也不少，虽然各个患者的病情、程度不等，但是都有效。可见手心用药不仅能温阳散寒，还有振奋阳气、平衡阴阳的作用。由于它是双向调节，自动调控，所以祛寒不至于温散太过、伤阴。案例很多，不作列举。

（3）阴虚阳亢者滋阴潜阳

阴虚阳亢，虚火上炎引起的复发性口腔溃疡、糜烂型口腔黏膜扁平苔藓、慢性咽炎、慢性扁桃体炎等疾病，用手心用药一般都能治愈。该病兼有"上火下寒"证候者，如头面、咽喉经常上火，同时小腿以下发凉怕冷等，也同时治愈。这些疾病和症状，用常规的中药治疗，需要用养阴清热、引火归元等药物滋阴潜阳，使阴虚得以纠正、上炎的虚火得以潜降和遏止。治疗这些疾病，手心用药与内服中药有异曲同工之妙。

2. 疏通经络

手心用药疏通经络的实例很多，限于篇幅，仅以止疼为例说明，它对多种疼痛性疾病有效，如风湿性关节炎之痹痛、顽固的神经性头痛等。痛则不通，通则不痛，本疗法能止痛，说明它疏通了经络的瘀阻，使之经络通畅而止痛。

3. 调和气血

气血循行于全身，日夜不息，对人体非常重要。一旦气血失调，就会发生疾病。手心用药治愈的很多患者中，有不少是由于气血失调所致。所以说，手心用药无疑有调和气血的作用，兹概述如下：

（1）调畅气机

人体之气运行不止，推动、调控着机体的各项生理活动，维系着机体的生命进程。气的运动称为"气机"，其运动形式主要是升降出入。各脏腑之气的升降出入都有一定规律，如果气的运动失常，形成气机失调，就会发生疾病，如气滞、气逆、气陷、气脱、气闭等。

我们已经确认的，有两位患者手心用药后，自己觉得"从脚底有气体向上运行，直到头顶"，有时"气流"到腰部、腹部、关节，气流运行到上半身时，有"打嗝"等现象，气流运行到腹部时，有想大小便等感觉。见本书案例选编（五）。这显然是手心用药调畅气机的既典型又具体的表现。

手心用药对于气滞引起的抑郁、烦闷、易怒等情志不畅，胁肋、脘腹胀痛等气滞症状有明显疗效。对气逆引起的呃逆、嗳气、恶心、呕吐、咳逆上气、头痛、头胀、易怒等也有很好的疗效。

手心用药对于气陷引起的上气不足有一定疗效，但对中气下陷，升举无力而发生的内脏脱垂等是否有效，我们没有实践经验。依我们的肤浅认识，不一定能取得满意疗效。因为内脏脱垂，病因病理都很复杂，不只是气陷问题，还有器质性变化，所以治疗颇难，单独用手心用药，可能难以奏效。

由于气闭、气脱很少见，而且属于急、重病，非本疗法之所宜，我们也没遇到，没有经验、体会。

（2）补益气虚

气虚证患者常见有面色无华、精神萎顿、倦怠乏力、心悸气短、易于感冒、脉虚、舌淡等症状，这些症状用手心用药都有效，其中包括虚不受补的患者，由此可见手心用药有补益气虚作用。例如本书第67页所介绍的赵某丽。患者不仅有慢性荨麻疹，而且有形体消瘦，倦怠乏力，容易发生感冒等正气虚的表现。手心用药后，不仅荨麻疹症状明显改善，全身气虚症状也消失了。案例很多，不再列举。

（3）生血补血养血

手心用药生血、补血、养血等作用，前面已经论述，不再重复。

（4）关于血液运行失常

血液运行失常，主要有血瘀、出血。

经络不畅，容易发生气血瘀阻，前面说过，手心用药使得经络通畅，气血顺利通行，故对瘀阻有效。

气为血之帅，气行则血行，手心用药调畅气机，使气机升降出入正常，因此，由于气机失常引起的血液运行失常，可以解决。

有些人手足凉、怕冷，多为阳气虚，用现代医学观点分析，与末梢血液循环有密切关系。手心用药后，这些症状能消失或缓解，原因是改善了末梢循环，使末梢血液运行恢复正常。用中医理论解释，可以说是气血能正常运行，阳气能达于四肢。

手心用药对于急、慢性出血，我们没有足够的实践经验，只有一例慢性子宫出血，经久不止。患者说，握药后，其他疾病治愈，出血也止了，仅此一例，尚不能以点盖面。

可见，手心用药不仅能调和气血，而且对很多气血运行失常引起的疾病有效。

需要说明的是，我们的手心用药，不能增加血小板数量，对血小板低的出血、紫癜无效。

4. 调和脏腑

手心用药有调和脏腑的作用，这不仅是理论上的，更主要的是通过疗效认定的。

脏腑不和引起的慢性疾病，往往不是孤立的，比较复杂，病程也比较长。手心用药后，机体发生了一系列的良性变化，形成了良性循环，促进了机体的自我康复，也调和了脏腑，所以能够治愈脏腑失调引起的一些疾病，例如，肝气郁结引起的情志病变、胸胁不舒等；心气、心血、心阳虚弱引起的心悸胆怯、怕惊吓、气短、神疲乏力、面色无华等；脾胃不和、肝胃不和引起的消化道症状；脾失健运，生湿、生痰引起的疾病；肠胃不和引起的腹泻、便秘等；肺失宣降、肺气虚损等引起的慢性咳嗽、气短；肾阳不足，形寒肢冷、腰膝酸软等等。

5. 调和荣卫

有些患者，正气不足，抵抗力差，荣卫不调，卫外不固，容易被外邪侵袭，经常发生感冒。手心用药可以解决这个问题。例如李某兰（详本书55页）。还有些患者，由于抵抗力差，冬天比别人怕冷，夏天又比别人怕热，这种不耐寒热的情况，手心用药后随着荣卫调和、机体正气的恢复，将逐渐消失。

有一年冬天，我到包头市看一位姓邬的朋友，那几天，寒流来了，天气寒冷。那时候，公交车、出租车都不方便，他只好用自行车接送我，我觉得冷，他却不戴棉帽子。询其故，他说：往年冬天，他到室外必须戴棉帽子，手心用药后，冷一点、热一点都不要紧了，因此，冬天到室外都不用戴棉帽子了。

由此可见，手心用药后营卫之气调和了，能够充分发挥卫外固表作用。从另一角度考虑，手心用药后恢复了正气，增强了正气防御疾病能力，以致"正气存内，邪不可干"。

6. 扶正兼顾祛邪

前面说过，手心用药后患者的精神状态明显改善，精力充沛、体力增强，经常疲惫等症状消失。说明患者正气恢复了、充足了。例如本书第 29 页介绍的那个 19 岁的姑娘：手心用药前，身体虚弱，一个人骑自行车还摇摇晃晃的，用药后，骑车带一个大人也没问题了。

患者手心用药后，正气得以恢复，正气恢复后战胜了病邪，因此一些疾病不药而愈。前面已经论述，这里不再赘述。

手心用药祛邪的另一方面，体现在邪随汗出。张子和说："诸风寒之邪，结搏皮肤之间，藏于经络之内，留而不去，或发疼痛走注，麻痹不仁及四肢肿痒拘挛，可汗而出之。"（《儒门事亲·卷二》）很多疾病是由体表感受外邪所致，用药后全身出汗，可使一些病邪随汗出，从表解，即"开门放贼"。所以，出汗是祛除病邪的一个途径。手心用药治愈的一些疾病中，诸如痹证等，都与用药出汗有关。

治疗痹症应该让患者出汗，但不能出汗过多，否则如《金匮》所言："汗大出者，但风气去，湿气在，是故不愈也。"正确的治疗、出汗也是如《金匮》所示："若治风湿者，发其汗，但微微似欲汗出者，风湿俱去也。"手心用药的汗出，正是全身微微出汗不断，因而能使藏于经络之中，搏于关节之内，潜藏较深的病邪尽除。

此外，用药后全身正气恢复，机体祛除病邪能力增强，能搜寻出潜藏久而深的病邪，并且战而胜之（下一节"防治未病"中将具体介绍）。由于祛邪与扶正并进，很多痹证患者治疗后能够收到满意疗效。治疗其他一些顽疾也是这样。

7. 防治未病

中医药治未病，越来越受到关注。根据我们的经验和体会，手心用药能够防治未病。兹探讨如下：

"有学者认为'未病'包括无疾之身、疾病隐而未发、发而未传三种状态；也有人将'未病'分为四种，即健康未病态、潜病未病态、前病未病态与传变未病态。有学者针对孙思邈'中医治欲病之病'，提出欲病是介于健康和疾病之间的一种特殊状态，欲病可分为'潜病状态''前病状态''缓病状态'三个阶段。'治未病'的思想涵盖了所有未病、欲病、已病各阶段以预防为主的思想。有人提出治未病可着眼于未病养生、防病于先；欲病救萌、防微杜渐；已病早治、防其传变；瘥后调摄、防其复发四个方面"。"许多学者对亚健康状态与中医'治未病'理论的相关性进行了研究。所谓'亚健康'，是指人的身心处于疾病与健康之间的一种健康低值状态。

"中医学防治疾病重视整体调解，保持阴阳平衡，达到阴平阳秘的境界。许多研究表明：亚健康状态下，人体虽然尚未发生疾病，但是人体阴阳平衡已出现偏差，中医'治未病'理论正符合诊治亚健康的要求。具体方法可以……从增强人体正气和防止病邪侵害入手，通过对阴阳、饮食、脏腑、经络、气血等方面以适当调理……对亚健康状态进行有效的干预和调治，促进其向健康状态回归。"（见《中医基础理论》290 页）。

手心用药能防治未病的理由，与以上论述不谋而合。即用药后患者体内阴阳平衡、正气恢复，能战胜病邪，同时增强了抗御病邪侵害的能力，促进了机体向健康状态的回归。

由于手心用药后患者正气恢复，无论是外感的病邪还是内生的病邪都可以战胜。

"正气存内，邪不可干"，手心用药后，患者由于正气恢复，所以不再轻易感受外邪，同时脏腑调和，抑制或控制了内生之邪的产生、发展。所以，它不仅能治疗已病，还能防治未病——无论是外感之未病还是内伤之未病。兹探讨如下：

（1）手心用药可防治外感疾病

手心用药能预防外感的案例很多，仅以一例证明：患者李某兰（见本书第55页），手心用药前体弱多病，不但经常感冒，而且非常容易被传染上感冒。用药后不但其他一些疾病治愈，而且不再经常感冒，也不容易被传染上感冒，一次"流感"大流行，她周围的人都没能幸免，她却安然无恙。

此例患者用药前后的变化，充分说明，手心用药后体内正气充足，不仅战胜了体内原有的疾病之邪，即治愈"已病"，还有效地预防了"未病"——此后不再经常发生感冒，流感时由免不了被传染，变成了不再被传染，而且疗效巩固。

（2）手心用药可防治内伤疾病

有些疾病的发生，是由于脏腑不和，内生五邪所致，称为"内伤疾病"。前面说过，手心用药后，脏腑调和，避免了"内生五邪"的发生；已经产生的"内生五邪"及其他病邪等，随着正气的充盛，逐渐被战胜、祛除。由于手心用药后，战胜了内生之病邪，又避免或减少内生之邪的发生，结果对一些内伤疾病，既有治疗作用也有预防作用。

（3）手心用药可防治内外合邪所致疾病

有些疾病，是在内外合邪作用下发生、发展的。手心用药后患者正气康复，能抵御外邪入侵、祛除内生之邪，又避免或减少了内生之邪的发生、发展，因此，对于内外合邪致病的预防、治疗，也有一定的作用，例如：

王某秀咳嗽气短十余年，在寒冷的季节发作，感冒后发生或加重，加重后，属于内外合邪致病。手心用药后症状消失，疗效巩固。见本书案例选编4－4（第175页）。

白某春（见本书第65页），患咳嗽30多年，加重五六年，经常咳喘、感冒，感冒后发生或加重。此加重，与内外合邪有关。患者手心用药后逐渐好转，渐至平时不感冒，也不咳喘。一直到两年后做一次大手术，损伤了正气。

可见手心用药对内外合邪引起的疾病，有一定的预防、治疗作用。

（4）结合手心用药后的表现探讨其防治未病的几个问题

手心用药后，患者短期内常有一些症状发生、加重，常见的有以下三种情况：

一是原有的疾病症状加重了；二是消失很久的"老病"症状又出现了；三是出现了一些前所未有的症状。下面分别论述：

1）一些原有的疾病症状加重

这是手心用药后，机体正气充盛，抵抗病邪能力增强，正气能与病邪交争的表现。

病邪在体内，正气要奋力抵抗，于是正气与病邪交争，在正邪交争的过程中，要发生一些相关的症状，交争的激烈程度，影响到症状的轻重。

手心用药前，患者正气不足，不能战胜体内的病邪，邪正处于相持状态，迁延不愈，逐渐成为慢性疾病。一般情况下，正邪交争不厉害，在有利于病邪发生、发展的环境或条件下，症状加重，反之则减轻。如痛痹，在受凉后，症状加重，得热则减轻。

手心用药后，患者正气渐复，抗邪能力增强，因而有能力，并且能主动、积极与病邪相争。康复的正气与病邪交争得剧烈，症状就重。正气逐渐战胜病邪后，病邪力量逐渐消弱，邪正交争的剧烈程度逐渐减轻，于是症状也相应地减轻了。最后，正气彻底战胜了病邪，体内没有正邪交争了，疾病的症状消失了，该疾病彻底被治愈了。这是手心用药能够治疗疾病，而且疗效巩固的主要原因，也是一些原有的疾病症状先加重的原因。

据一些练气功的人说，有病的人练气功，如果练得好，刚练不久，会出现疾病症状加重等现象，坚持练下去，加重的症状会逐渐减轻、消失。这样，疾病逐渐自愈，同时练功者体质、健康等各方面都得到了相应的改善。

这种开始练气功，疾病症状加重现象，一位气功师称之为"气冲病灶"。这是因为，练功者原来正气不足，不能战胜邪气，邪正相持，邪正交争得不太严重，症状表现也就不太严重。练气功后，正气逐渐恢复，有能力与病邪交争，邪正交争的程度，随着正气的恢复而逐渐加剧，因此，邪正交争逐渐激烈，症状也相应加重了。随着正气的不断恢复，邪气日渐减退，即正气越来越强盛，邪气越来越虚弱，邪正交争的剧烈程度也逐渐减轻，相应的症状也逐渐由加重到减轻。正气彻底战胜病邪，没有邪正交争了，症状也就消失了。这样，疾病被治愈，练功者的身体恢复了健康。手心用药后，患者一些疾病症状从加重到减轻、消失，也是这样。

《江苏中医》1964 年第 10 期《关于附子乌头的性能及其在肝病中的应用》一文中说，患者在服药后，除疲乏外，还常见肝区疼痛加重，疼痛加重出现早者，在仅服一剂药物之后，出现晚者，在用药数周后发生，一般持续 1~4 天，然后减轻。作者认为：这是药物的通壅作用所致，患者正气不足，邪聚肝经，乌头、附子扶正通经，邪正在肝脏交争剧烈，所以肝区疼痛加重。

手心用药后短期内，患者旧病症状加重的反应，也是机体奋力抗邪，邪正交争的一种表现。和练气功后的"气冲病灶"、肝病应用附子乌头的通壅作用导致肝区疼痛加重是一个道理。因此，有些手心用药患者深有体会，说：用药后，什么病的症状加重得明显，什么病好得彻底。

再作个不一定恰当的比喻：手心用药后，机体的康复，就像修复损坏的道路一样。路面有损坏，影响交通，需要修复，在修复的过程中，该路段的交通必定受到影响，甚至交通阻塞，不能通行，还不如修路之前。这就像手心用药后症状加重一样。

路面损害严重、范围大，修复的时间长；修复得彻底，工程保质保量，所用的时间也长；路面损坏不严重，作简单维修，需要的时间就短。同理，手心用药患者病情重、病程长、顽固者，症状加重的程度较重，持续的时间也长。否则，加重的程度轻，持续的时间短。

至于修路施工部门的实力如何，用什么手段修复，就像患者的体质、康复能力一样。患者体质好，抗病能力强，就好比修路的工程单位有实力，机械化操作，再难修复的路面也会很快修好，影响交通的时间也短，该患者手心用药后出现的旧病症状持续的时间短。

年老、体弱、抗病能力差的患者，就像用人工笨办法修复损坏严重、范围大的路，不仅费力，进度慢，需要的时间也长，因此，修路期间影响正常交通的时间也长。这样的患者，手心用药后旧病症状的出现，不仅程度重，持续的时间也长。

如果患者极度虚弱，没有抵抗力了，正气无力与邪气斗争，用药后也就没有症状加重的过程，即使症状加重，也不明显。这样的患者用手心用药难以收效。

2）用药后，消失很久的"老病"症状又出现了

这是正气恢复后与残留的病邪进行斗争的表现，其结果是彻底战胜、清除了残留的病邪，防止了该"老病"的复发。

患者原来的某些"老病"，表面上被"治愈"了，实际上并没有彻底治愈，体内还有残留的病邪。患者处于"潜病状态"。

残留的病邪力量较弱，只能像潜伏的"敌特"一样，在体内隐藏、潜伏下来，不与正气交争，就没有症状，患者自以为该病已经治愈。

手心用药后，机体正气恢复，抗病能力增强，能主动、积极地搜寻出那些残留病邪，并且战胜它们。战胜残留病邪的过程，还是正邪交争过程，仍然要产生一些症状——"老病"的症状。开始，正邪交争得很剧烈，出现的症状较重，随着病邪力量被削弱，正邪交争的剧烈程度逐渐减轻，症状也相应地逐渐减轻。正气彻底战胜病邪，没有正邪交争了，也就没有症状了——该病被彻底治愈。

"老病"症状的出现，是该"老病"被彻底治愈的过程，对于患者来说，避免了以后该老病的复发，是好事。

为什么残留的病邪，能在患者体内长期潜伏，没有发病？其原因可能有二：

一是残留的病邪数量少，无力，也不足以与正气斗争、较量，它们只能潜伏，伺机待发，甚至潜伏多年。这样，在某一段时间或很长时间内，体内没有正气与该病邪的斗争，因此没有症状，患者自以为健康无病。如果这期间，机体正气衰弱了，或者又感受了同类的外邪——如同潜伏的病邪有了"援兵"，这样邪气的力量大了，主动与正气交争，于是该病症状又发生了。例如一些寒痹的患者，经过治疗后，症状消失了，但还没有彻底治愈，一旦再感寒受凉，疼痛等症状又发生或加重。

二是残留的病邪在机体内部潜伏得深，不肯出来与正气"较量"，于是没有邪正斗争，也就没有症状。另一方面，患者体内某些组织器官出现薄弱环节，不能认真履行自己的职责，对于深藏的病邪，不能发现、清除，或者是对潜藏的病邪"熟视无睹"，或者是与之"和平共处"。这样，不能主动出击，制伏病邪，加上病邪也无力出来与正气较量，因此，没有邪正交争，也就没有症状。

手心用药后，在"君主之官"的领导、协调下，全身各部位的生理功能像经过"整顿"后的执法部门一样，能够很好地履行自己的职责，不仅能战胜由外入侵的病邪，还能积极搜寻潜藏的病邪。那些潜伏的病邪，无论潜藏得多么久、多么深，都会被搜寻出来、被战胜。这个"战胜"的过程，还是正邪交争的过程，因此，又出现了相关"老病"的症状。这样，患者"治愈"多年的老病症状又出现了。

有些潜伏的病邪很顽固，被搜寻出来后，不肯"束手被擒"，出现"困兽犹斗"的局面，加上毒力比较强，不肯轻易被战胜，因此，正邪斗争剧烈，发生的症状很重。例如，内蒙古电力二处一位女工，手心用药的八年前，行宫外孕手术，术后遗留头痛达半年之久，后来消失，仅变天、节令交替、劳累等情况下偶有轻微不适。这是病邪潜伏，伺机待发，遇到合适的环境等，就想"动乱"，但力量太弱，只能引起轻微不适。不料手心用药后头痛又复发，其程度不亚于当年最严重的时候，甚至更加严重，后来逐渐消失。此后，天气变化、节令交替、劳累等，头部再无不适。一直到十几年后，患者病故，头痛再没发生。说明患者用药后，正气搜寻出引起头痛的病邪，并与之交争，由于正邪交争得非常激烈，所以头痛加重。该病邪逐渐被战胜后，正邪交争程度逐渐减轻，于是头痛也逐渐减轻。最后该病邪被彻底战胜、清除，患者的头痛被彻底治愈，再没发生。

我们在临床实践中还发现，患者第二次用药后，往往"老病"症状发生、加重，不如第一次用药后明显，甚至不发生。这是为什么呢？

这是因为，在第一次用药时，战胜、清除病邪过程中，已发病之邪、潜伏的病邪等比较多或比较重，因此正邪斗争很激烈，故症状较重。第二次用药时，已病之邪、潜伏的病邪，已经在第一次用药后，基本上或大多数被清除掉，正邪斗争不那么激烈了，因此发生的症状就轻。如果第一次用药把病邪全部清除，第二次用药后就不再出现相应的症状了。即使还有病邪残留，病邪的数量也比第一次用药时减少了，相比之下，容易被战胜。这就是第二次用药后旧病症状没发生或发生得不厉害的原因。

如果第一次用药后病邪没能尽除，而且残留较多，第二次用药后，邪正交争还是很激烈的，这样，旧病症状加重还是很明显的。例如王某秀（见本书第175页案例选编4-4）、姜某兰（见本书第148页案例选编2-3）。

3）手心用药后出现前所未有的症状

这也是防治"未病"的表现，该症状的出现，还是正邪交争引起的。不过该病邪此前还没有与正气交争过。

为什么会发生这些前所未有的症状？这是因为不同性质的病邪与正气交争时出现的症状不同。

手心用药后患者出现前所未有的症状，说明该症状的发生，不是引起原来疾病的病邪与正气交争所致，是患者已经感受了病邪，邪气潜伏在体内，伺机发病，但还没有发病，或者处于发病前的"隐而未发"状态或"发而未传"状态。手心用药后，这些潜伏在体内伺机发病的病邪，还没来得及发病，就被正气"搜捕"出来，处理掉了。这个"处理"过程，还是正邪斗争过程，所以出现症状。该症状前所未有，是因为正气在此前没有和该病邪斗争过。前面说过，不同性质的病邪与正气交争时出现的症状也不同。

该症状的出现、消失，是用药后患者的正气充足，搜捕出并且战胜该潜伏的病邪之过程。该病邪还没有发病，就被战胜了、祛除了，这样，手心用药就起到了"治未病"的作用。

我们没有现代的先进检测条件证实以上论述，只能是结合临床实践中的经验、体会，作如上的探讨，敬请指正。

8. 为什么用药后不能很快收到疗效

有些患者急于治愈疾病，只想用完药就立刻治愈所有的疾病，刚用完药或用药后不久，就多次来电话询问为什么还不见好转。其实，这个问题《用药须知》上已经说明了。

用药后机体正气恢复、战胜邪气、彻底康复等均需要有一个过程，甚至通过连锁反应完成。这个过程，因病、因人等多种原因而不同，需要的时间长短不一。所以，用药后有些症状能很快好转，但是还有些不能很快减轻。正如有些患者说的：用药后，当时没有效果，甚或加重，以后在不知不觉中慢慢好起来、痊愈。

三、手心用药的适应证

手心用药是一种整体疗法，主要是改善全身的健康状态，达到自我康复、战胜和预防疾病的目的。它所治疗的疾病主要是慢性病，特别是处于亚健康状态下的多病患者。这些患者的疾病虽然不危重，但缠绵难愈，病因病机也比较复杂，往往寒热虚实兼见，涉及的范围较广，治疗中甚至顾此失彼，颇费周折。因此，有些患者虽然常年吃药，却难以达到理想效果。这样的患者需要从整体上着手治疗，如果用手心用药进行全身调理，平衡阴阳，恢复正气，常可获得满意疗效。

手心用药虽然不是万能的，也不可能包治百病，但它的应用范围还是比较广泛的，有时候竟能意外地治愈一些顽疾。

随着我们经验的积累、认识的深入，手心用药的适应证还将不断增加，疗效将越来越好。以下所述，是到目前为止，我们用手心用药治疗比较有效的疾病和症状。

1. 亚健康状态下的患者，虽然没有"大病"，但是"小病"不断，如疲乏、困倦、精神不振或者同时兼有下述的一些症状者。

2. 所谓的风湿性关节炎，经久不愈者：多为慢性关节疼痛，疼痛有游走性或固定于某些部位，疼痛遇冷加重或天气变化前明显，关节无变形、无器质性改变，化验、透视等检查多无异常所见。

3. 早期类风湿性关节炎：关节没有变形，无严重功能障碍者。最好是没用过激素或已经停用激素数周以上，病情相对稳定者。

4. 产后遗留的疾病和症状，没有器质性病变，经久不愈者，如头疼、关节疼痛、足跟疼痛等等。

5. 抗病能力差，经常感冒，容易被传染上感冒等疾病，感冒后不能很快治愈者。

6. 阳气不足，不耐寒热：长期以来，形寒肢冷，手足不温，甚至冬天比别人怕冷，夏天又比别人怕热。

7. 心烦易怒，爱生气——严重者生气时不能自行控制。

8. 心悸，胆怯，怕受惊吓。

9. 长期失眠。

10. 脑卒中后遗症，病程不长者（半年之内者疗效好，如果病程长达 1 年以上，疗效欠佳或仅仅有所改善）。

11. 慢性扁桃体炎、咽炎、气管炎、阑尾炎等慢性炎症，经久不愈、反复发作者。

12. 复发性口腔溃疡、糜烂型口腔黏膜扁平苔藓。

13. 某些消化道疾病和症状，如食欲不振、消化不好、脘腹不适、胃寒痛、腹泻、便秘以及服药损伤脾胃后引起的症状等。包括浅表性胃炎、消化道溃疡、结肠炎等疾病。

14. 某些慢性皮肤病，以及面色晦暗，没有光泽，黄褐斑等。

15. 痛经。

16. 过敏性鼻炎。

17. 低血糖、低血压。

现将手心用药用于治疗这些病症的情况分别介绍如下。

（一）关节疼痛

关节疼痛多属于中医的痹证范畴，多种疾病都可以引起，多为几种病邪相合致病。

中医根据症状表现、致病因素，分几种证型、多种病名。以下介绍手心用药在关节疼痛治疗中的情况和体会。

1. 风湿性关节炎

中医没有"风湿性关节炎"的病名。这里说"风湿性关节炎"，是根据人们的习惯叫法说的。我们这里说的风湿性关节炎是：有关节疼痛，但是化验、拍片等检查均无异常所见，同时排除其他可致关节疼痛的疾病。

本病的病因是以感受风寒湿等外邪为主，日久可以化热。根据症状表现，可分为：行痹，是以风邪为主者，疼痛有游走性；痛痹，以寒邪为主者，疼痛较重，局部喜热怕冷；着痹，以湿邪为主者，伴有关节肿胀等；热痹，以热邪为主或化热者，有关节红肿发热等。此外，久病邪盛正虚者，疼痛往往在节令变化、变天前、劳累后加重。病程往往是几年、十几年或更久，迁延不愈。

本病的关节疼痛部位不定，以膝关节疼痛为多。疼痛程度不等，一般不影响生活、工作，严重者关节活动不利，甚至活动受限，对生活有一定影响。

还有一些患者是产后失于防护，外邪乘虚而入，流注于关节所致。

北方气候干燥，寒冷季节时间长，因此，风寒湿痹较多。热痹、湿热痹比较少见。

改革开放前，本病是一种常见病、多发病，我们开始用手心用药，主要是治疗本病。改革开放后，随着生活条件、工作环境、防护设施的改善，感受风寒湿等外邪的机会少了，因此，本病的患者越来越少。

本病一般不引起骨关节器质性改变，用手心用药疗效好，无论是以哪一种外邪为主、病程长短、程度轻重。虽然在用药后可能有关节疼痛加重等反应，但比类风湿性关节炎的疼痛反应要轻，持续时间也短。收效也比较快，疗效也巩固。如果按要求用药及养护，能很快治愈。如果患者在年轻时发生了本病，持续几十年不愈，到了老年，骨关节发生了退行性病变，又当别论。

2. 类风湿性关节炎

本病是一种以侵蚀性关节炎为主要表现的全身性自身免疫病。最终可导致关节畸形和功能丧失。

本病仍属于中医痹症的范畴，中医称之为"历节病""白虎历节""顽痹""骨痹""尫痹"等等，近代多称之为"尫痹"。

本病的早期，有关节肿胀、疼痛，伴有晨僵等，没有功能障碍和关节变形、肌肉萎缩等，但类风湿因子及相应的实验室检查为阳性结果。这种情况，用手心用药，只要按要求用药及养护，疗效都很好，一般用药一次即可。

遗憾的是，经实验室、影像学等检查确诊后用手心用药的患者，治疗症状消失后，没有复查或把复查结果告诉我们。

少数患者症状消失 3～5 年后有反复，再用药仍然有效。

本病有关节变形及功能障碍者，形成了器质性改变，多为年龄偏大、病程长、疼痛较重者，患者长期用止痛药或激素类药物，一旦停药或减量，则痛不可忍，这样的患者用手心用药效果不好。

3. 骨关节炎

它是一种以关节软骨退行性变和继发性骨质增生为特征的慢性关节疾病，即人们常说的"骨质增生"，也属于中医痹症的一种，久病者称为"顽痹""骨痹"等。

本病有器质性病变，中、晚期更甚，手心用药不能解决器质性病变，所以，疗效不满意，即使有效，多数是暂时的。

4. 痛风

痛风是一种代谢性疾病，也属于中医痹症范畴。按理说，本病用手心用药应该有效，但用药的患者不多。主要原因是绝大多数患者无用药条件或舍不得时间进行养护而拒绝使用。

我们只治疗过一例外地确诊为痛风的患者，电话随访，说是用药后"好了三年"，后来，受凉复发。没检查用药前后血尿酸浓度变化。复发后，由于工作忙，患者没有时间来取药、用药。再后来，给他捎去一副药，几次电话询问，都说工作忙，没有时间用药。考虑患者可能是为了安慰、应付我们，佯称无暇用药，于是，让另一位痛风病患者以同病相怜的角度与其联系，回答是：手心用药对痛风病有效，但是用药后避风养护的时间长，难以做到。

5. 股骨头坏死

中医称之为"骨蚀"。本病是股骨头血供中断或受损，引起骨细胞及骨髓成分死亡，继而导致股骨头结构改变，股骨头塌陷，引起关节疼痛、关节功能障碍的疾病。其致病因素较多，有创伤因素、非创伤因素。非创伤因素中以肾上腺糖皮质激素、乙醇中毒为多见。患者应该避免负重，可用拐杖、助行器等行走，并戒酒。

一例股骨头坏死的患者，素嗜酒，40多岁时因外伤引起髋关节疼痛，没及时诊疗，也没采取有效的护理，照常工作，没戒酒。在这种情况下，用手心用药一次，无效。确诊后，患者曾多次到东北地区的一些大城市、北京等地的"股骨头坏死专科医院"保守治疗，花费数万元，无效，最后手术治疗。

我们考虑，本病早期，采取有效保护措施，治疗的同时，配合手心用药，对改善循环、促进恢复有益。

6. 系统性红斑狼疮、皮肌炎引起的关节、肌肉疼痛

它们都是结缔组织病，限于篇幅，这里不多论述。需要说明的是：我们用手心用药治疗这两种病各一例，均无效，此后对这两种病再没有应用本疗法。

（二）产后防护失宜引发的疾病

产后气血虚弱，抵抗力差，外邪容易乘虚而入，发生疾病。还有些人不注意休息、防护，因而留下了一些疾病，常见的有关节疼痛、怕冷、头疼、足跟痛等，虽然不一定严重，但缠绵难愈。

手心用药对这些"坐月子"留下的毛病疗效很好。尽管病程很长，只要没有器质性病变，按要求用药、养护，一般都有效。例如本书第162页案例选编3-3，在生她儿子的月子中失于护理，引起足跟疼痛，到她儿子长大、读博士以后，还没治愈，用手心用药很快治愈，没有复发。

再如本书第 131 页案例选编 1－5，患者产后防护失宜引起左肩疼痛 30 余年，用本疗法治愈后，10 年后随访，疗效巩固。案例很多，不胜枚举。

（三）形寒肢冷不耐寒热

形寒肢冷，手足发凉，或不耐寒热——冬天比别人怕冷，夏天又比别人怕热，这些症状尽管轻重程度不等，都是虚寒证的一种表现。患者多有屡受寒邪外犯的经历，寒邪损伤阳气，迁延日久所致。这些症状用手心用药疗效满意。用药后，近期可能有非常明显地畏寒怕冷，故用药后以及近期内必须注意防寒保暖。例如：

1. 姜某兰，在寒冷的东北农村务农几十年，屡受风寒湿邪侵袭。不但发生关节疼痛，而且全身怕冷，已经 20 余年。头两次用手心用药后，不注意防寒保暖，疗效不满意。第三次用药后能严格按医嘱用药、养护，故用药后怕冷及全身其他症状的改善，均比头两次用药效果好，详见本书第 148 页案例选编 2－3。

2. 毕某梅，见本书第 157 页案例选编 2－5。

3. 杨某，女，35 岁，近几年来冬天手足发凉，夏天又觉得身热不适，近一年来，两膝关节经常疼痛，两小腿发凉。此外，还有其他症状（略）。2011 年 11 月 1 日用手心用药，用药后，全身各症状很快消失。不料，一个月后，有一天在接孩子放学回家时，穿得不多，又赶上天气寒冷，孩子又没按时放学，她在外面等候的时间太久，小腿以下又受了凉，于是膝痛、小腿发凉又发生。用药七个月后，于 2012 年 6 月 27 日随访，谓全身其他症状均消失，唯有膝痛、小腿凉，比用药前只是减轻，没能消失。患者说，这是那次接孩子受寒所致，否则应该治愈。

（四）抗病能力差经常感冒等

有些人不但经常发生感冒，而且还容易被传染上感冒，感冒后经久不愈。"邪之所凑，其气必虚"，这显然是体内正气不足。这样的患者手心用药后，就会很少再发生感冒，也不会轻易被传染上感冒。即使偶有感冒，症状也轻微，甚至不药而愈。这是"正气存内，邪不可干"的结果。案例很多，仅举一例：

呼市电子设备厂的女工李某兰，1978年用手心用药，当时她19岁，用药前，体弱多病，还经常感冒，又容易被传染上感冒，无论是同事还是家里人，只要有人感冒，她必定是"在劫难逃"，故被称为"病娘娘"。手心用药后，不仅是关节疼痛等其他疾病都治愈了，而且不再容易感冒了，别人感冒，她也不会轻易被传染了。有一次"流感"大流行，她周围的人都没能幸免，她却安然无恙。此后随访到20多年后，疗效巩固。

（五）疲乏困倦精神不振等

有些患者，精神不振，体力不佳，经常疲乏、困倦，到医院也查不出问题。其中，有些像是虚证，用补益药却无效。这可能是"虚不受补"，更可能是脾失健运，湿浊内生。内湿者症状有程度不等的头部昏沉，"头重如裹"，还有健忘、口腻、饮水不多、精神不振、肢体困倦、尿浊等。由于患者叙述的主要症状是肢体困倦、精神不振等，故而容易误以虚证治疗。

由虚证引起的疲乏、倦怠、精神不振等患者，不耐劳累，参加体力活动后加重。有同样症状的内湿证患者，参加体力活动后，不感到疲乏加重，反而感到轻松。

实践证明，手心用药的双向调节作用，对上述症状，无论是虚证还是内湿证，均有较好的疗效。如赵某丽，详见本书第 67 页之例（1）。

（六）易怒

这里说的易怒，是患者性情急躁，易于发怒，甚至不能自我控制的一种症状。这主要与脏腑不和、气机不畅等有关，以肝郁气滞为多，但离不开心（前面已经论述），因此多伴有心烦等。

有此症状的患者，按要求用药后，疗效都很明显，见效也快。所以，这里把它作为适应证之一。例如：

1. 本书第 167 页案例选编 4 - 1，患者容易动怒，如果生气后，"发不出火来" 则 "一天难受"，因此，非得发泄出来，大怒一番。用药后就没有这种情况了。

2. 本书第 186 页案例选编 5 - 1，用药前老是生气，她女儿对她莫名其妙地生气感到无可奈何，只能勉强忍受。手心用药后，她不再轻易生气了，因此，她女儿和家里其他人如释重负，感慨尤深。她自己也说：用药前睡觉时躺在床上，总是想一些生气的事——什么生气想什么，越想越气。用药后，躺在床上，什么高兴想什么，越想越高兴。

3. 再如任某某，在家里总是生气，别人都上班走了，她自己在家，竟然和自己生气，冷静时，自己也认为不应该。但是，生气时总是控制不住。用药后，不但不和自己生气了，而且面对丈夫退休后在家成天 "磨叽"，也不生气了。

4. 张某叶，手心用药前，总是心烦发怒，瞅她丈夫不顺眼，两口子每天吵架。用药一年后，她说：心烦易怒好了，一年来，两口子再没吵过架。

5. 张某花，手心用药前，总是看她丈夫不顺眼而生气，诸如：嫌他走路样子难看，站立时又站不直，坐在沙发上还把沙发垫坐歪了……用药后，她就想开了：已经四十多岁的人了，他想怎么走、站、坐，随他去吧，管他干什么！于是再也不嫌她丈夫这不对、那不顺眼了，也不和丈夫生气了。

一些女患者用药后，开玩笑地说，她老公要给我送锦旗表示感谢，因为她用药后再也不和他吵架、生气了。

（七）慢性头痛神经痛

头痛是一种常见的症状，许多疾病都可伴发，其中排除其他疾病所致，单以头痛为主要症状者也很多，常迁延不愈成为慢性头痛。

慢性头痛多为"内伤头疼"或外感头疼经久不愈所致，现代医学多诊断为"神经性头疼"，比较顽固。中医辨证可分为外感风邪、肝阳上亢、肾虚、气血虚弱、瘀血、痰浊等类型。

很多慢性头痛患者其他症状表现并不明显，辨证分型颇难，治疗效果常不能如愿。如果按要求用手心用药，严格养护，其慢性头痛无论病程长短、发病部位、疼痛程度如何，只要不是占位性病变或器质性病变引起的，一般都有效，而且很少复发。所以，我们用药时不再分型。例如本章后面"（十五）部分皮肤病"之 8 寻常型银屑病的例 2 （第 76 页），及案例选编 4－1（第 167 页）、4－2（第 170

页）。

用本疗法治愈一例煤气中毒后引起的头痛（详本书第159页案例选编3-1），随访数年，没有复发。

宫外孕手术后引起的头痛：用本疗法彻底治愈一例，随访到十几年后，一直没复发，详本书第45页。

三叉神经痛：仅治疗、观察一两例，均一次治愈，没有复发，详本书129页案例选编1-2。

坐骨神经痛：如果不是由于器质性病变所致，用手心用药一般都有效，特别是受寒冷引发者，如本书第132页案例选编1-6。

带状疱疹后遗神经痛：该病为病毒所致，中医称之为"蛇串疮""缠腰火丹"等等，辨证多为湿热。典型症状是：沿神经走行分布的群集性水疱，灼热疼痛。年龄较大者，疼痛较重，甚至皮疹消退后疼痛还长时间不止。我们认为，治疗本病的疼痛，手心用药应该有效，但是用其他疗法亦不难治疗，所以一般情况下不需要用。有一位高龄患者，带状疱疹后遗神经痛非常严重，病程也长，多方治疗无效，手心用药也无效，多次让他来分析、探讨无效原因，进一步治疗，但患者失去了信心，不肯来。另一例患者用了中西药物，请了许多名家针灸，又用了手心用药，均无满意疗效，最后确诊为癌症晚期。

（八）心悸胆怯

心悸，胆怯，怕惊吓，也只是症状，有些患者（中年以上的女性较多）自诉有心慌、心跳，听诊、做心电图检查，并无异常所见。还有些患者兼有"心虚胆怯"，用她们自己的话说，"像是偷了东西一样"，很紧张，有一点声音就"吓了一大跳，心要跳一阵子才能平静"。还有一些患者说，如果在熟睡中被惊醒，竟被吓得"一时半会儿睡不着"。

上述症状的发生，还是脏腑不和所致，与心有直接关系，如心胆气虚、心的阴血不足、痰火扰心、肝郁血虚等，以前两者居多。患者手心用药后，此类症状一般都能消失，而且见效快。

患者其他全身症状，手心用药后可能暂时加重，但是，心悸胆怯者，没见有暂时加重的。

（九）部分失眠

失眠，中医称之为"不寐"，为彻夜不眠或睡眠减少，或不易入睡，或睡而易醒，醒后不能很快再睡等。

失眠是多种原因所致，多与脏腑不和有关，如心阴虚、心肾不交、心脾两虚、胆气虚怯、肝经郁热、痰热扰心、心火亢盛、余热扰膈等等。很多患者缺乏足够的辨证依据，治疗效果欠佳。我们认为，主要与心有关。

我们研究手心用药的前20年，兼有失眠的患者用药后均有效，因此，认为用它治疗失眠必效。后来发现有无效者，所以，这里只能说对"部分失眠者有效"。但总的来说，大部分失眠患者用药后，有很好的疗效。例如：云某是银屑病患者［详见本章节后面"（十五）部分皮肤病"之8，银屑病的例1（第75页）］，手心用药后除肯定了本疗法对银屑病的疗效外，更赞赏它对失眠及便秘的疗效，患者原来失眠很严重，用药后，患者说，睡眠完全恢复正常，醒后"精神饱满"。

手心用药治疗失眠的疗效，与用药后的养护情况有直接关系，特别是精神、思想方面的影响。

每个失眠患者都有其特殊性，因此，手心用药治疗失眠，有些无效或疗效不持久者。有一位患者，用药后失眠只消失了一个月，又因为对孩子的工作问题发愁，夜间不能正常入睡，渐致失眠如故。

按说，治疗失眠应该辨证分型，由于种种原因，我们没有辨证分型进行观察，也没有用本疗法单独治疗失眠。

（十）消化道一些疾病和症状

长时间出现食欲不振、消化不良、泛酸、恶心、呕吐、胃疼、脘腹胀痛、腹泻、便秘等消化道的常见症状，如果不是由器质性病变引起的，均可用手心用药治疗。

这些症状的发生多由于饮食不节、不洁，饥饱不调，服用某些药物，情志损伤，感受外邪等，导致以脾胃为主的脏腑失和。根据主要症状，中医有相应的名称，如胃脘痛、腹痛、呕吐、呃逆、泄泻、便秘等。

手心用药后，随着患者全身健康状态的改善，失常的消化道功能也得到了相应的恢复，常见的胃肠道症状得以消除或缓解，相应的疾病见愈。故手心用药对消化道一些常见症状、疾病的疗效比较好，包括一些慢性胃肠道的炎症，但萎缩性胃炎例外（治疗两例，用药一次，疗效不十分满意）。以下，举几例说明：

1. 朋友马某的外甥，读初中时，经常胃痛及消化不良，形体消瘦，身材矮小。到我院附属医院作胃镜检查，诊断为"浅表性胃炎"，后来辍学，单用手心用药治疗一次。后来，据其舅舅、表兄、表姐等（与我们来往较多）介绍，用药后，不仅胃痛消失，消化功能恢复正常，而且个子也长高了，身体一直健康无病。用药 22 年后，他表哥还说，其健康情况一直很好。

2. 再如本书第 111 页梁某某的案例：

患者是回族，当年作为知识青年，和汉族同学上山下乡，由于饥饱不调，得了严重的胃病等一些疾病。回城工作后经常胃疼，而且食欲不振，每顿饭只能勉强吃半碗面条。手心用药后，胃疼消失，纳食增加，每顿饭能吃两碗面条，甚至还不够。自查体重，用药后第一个月，体重竟增加了六斤，自此健康无病。

3. 郭某梅，在 20 世纪 80 年代初，因关节疼痛用手心用药。治疗前，每年夏季必然要发生几次急性胃肠炎之腹痛、吐、泻等（当地人称之为"发霍乱"），手心用药治疗后三十多年来，不但关节疼痛没再发生，而且每年夏季再也不发生腹痛及吐泻了。（用药后，她和她的家人经常来找我看病，故可知之。）

4. 再如本书第 75 页例 1 云某，便秘，大便数日一行，常致粪便中带血，用药后完全恢复正常。此外，还有本书案例选编的 4 - 1（第 167 页）等。

5. 赵某梅，患便溏，大便虽溏，但排出困难，已经十余年，为肠道积滞所致。手心用药后近期疗效不明显，没用其他药物，后来恢复正常，用药 4 个月后、19 个月后随访，疗效巩固。详本书案例选编 4 - 2（第 170 页）。

（十一）糜烂型口腔黏膜扁平苔藓、复发性口腔溃疡

糜烂型口腔黏膜扁平苔藓（以下简称"口腔黏膜扁平苔藓"）、复发性口腔溃疡，主要表现为口腔黏膜、舌尖及

两侧等处发生溃疡，伴有疼痛等。迁延日久，成为慢性顽固性疾病。基于目前的现代医学研究，这两种疾病的发病机制还不明确，可能是多种致病因素综合作用的结果。

本病中医文献称为"口糜""口疮""口疳""口舌生疮""口内糜腐"等等。久病多虚，本病日久，多为阴虚火旺、虚火上炎而成。

手心用药从整体入手，进行全身调理，补不足，损有余，对本病疗效较好。

我们用手心用药治疗糜烂型口腔黏膜扁平苔藓的第一例，是一位七十多岁的离休老干部。20世纪80年代，她因该病，不断治疗。找我治疗时已经患病多年，当时，因口腔溃疡疼痛，张口受限，吃馒头只能掰成小块往嘴里送，更不能开口大笑。她曾去北京诊治，仍确诊为"口腔黏膜扁平苔藓"，服北京某名医的中药有一定效果，但还不能令人满意。我查阅其门诊《医疗手册》，见其用药之久，数量之大，颇惊人，用患者的话说："用过的中草药，足可以装满几个大麻袋，需要用车拉。"

这位患者，全身其他症状不明显，给辨证带来困难，既然以前辨证治疗效果不明显，我考虑应该用整体观念分析、治疗，首选手心用药。于是，征得本人同意后，让她停服其他药物，单用本疗法治疗。

治疗结果：用药一次后，患者口腔黏膜的损害逐渐减轻，一直到可以正常进食馒头、喜笑。但口腔仍有一个豆大的损害持续不愈，对正常进食、生活影响不大，自此，她再也不用每天煎服中药了。

患者后来说，她经常生气（家务事，不便对外人讲），气得很厉害。当时，我还没认识到用药后郁怒会严重地影响疗效。很久以后悟到时，为时已晚。否则，令其再用一次药，用药后不要生气，会更好。

此后，又用手心用药治疗了一些复发性口腔溃疡和口腔黏膜扁平苔藓患者，均有满意疗效。如：我的外甥女刘某静，时年 43 岁，其下唇内侧有一个典型的口腔黏膜扁平苔藓的溃疡面，并经病理证实。于 2007 年 6 月用本法治疗，一次治愈，愈后至今已经十几年了，再没复发。

（十二）痛经

痛经是行经前后或在行经期出现腹痛、腰酸、下腹坠胀等不适，甚至影响生活、工作、学习。

痛经有原发性、继发性两种。原发性痛经，生殖器官无器质性病变。继发性痛经，生殖器官有器质性病变。我们用手心用药治疗的，均为前者。

痛经，中医分寒凝血瘀、气滞血瘀、湿热蕴结、气血虚弱、肝肾亏损等证型。我们的患者，以前二者居多。

手心用药对原发性痛经的疗效满意，不用辨证分型，一般都有效，而且疗效巩固。其中第一例是呼市电子设备厂的干部卢某芳，她的痛经很严重。据说，生过孩子后，痛经会好转，可是她已经生了四个孩子，但一直没有好转。1978 年春，用手心用药治疗关节疼痛，不料在治愈关节疼痛的同时，还治愈了多年的痛经，患者感慨尤深。

（十三）慢性咽炎、慢性扁桃体炎

咽炎属于中医的"喉痹"范畴，急性咽炎有疼痛，慢性咽炎有咽干、痒、异物感、微痛等，常急性发作。

中医认为，急性咽炎由风热邪毒所致，称之为"风热喉痹"，为实证；慢性咽炎多由脏腑亏损，虚火上炎所致，称之为"虚火喉痹"。

扁桃体炎，常有扁桃体肥大，中医称之为"乳蛾"，急性的多为风热实证，慢性的多由急性的转化而来，多为虚火上炎而致。慢性扁桃体炎容易急性发作，病程较长，能诱发其他疾病，影响健康。

慢性咽炎、慢性扁桃体炎，用手心用药疗效好而且巩固，这方面的案例较多，如本书后面的案例选编的 3 - 2（第 161 页）、4 - 2（第 170 页）等。

有的慢性扁桃体炎患者，用手心用药后，肿大的扁桃体消退较慢，但炎症明显减轻或消退，并且急性发作次数明显减少，即使有急性发作，症状也比用药前明显减轻。

慢性咽炎、扁桃体炎多见于儿童，孩子小，用药后不知慎避风寒，难以保证用药后按要求做到养护等事宜。所以，少儿患者用药，须叮嘱家长注意看护，不能按要求用药者，宁可不用。

有几个用过手心用药的孩子家长说，孩子在手心用药前，入睡后有鼾声（俗称"打呼噜"）。曾去医院检查，说是"腺样体肥大"，需要手术治疗。用药后，该症状消失，但没去医院复查。

（十四）慢性支气管炎（久咳）

慢性支气管炎（以下简称"慢性气管炎"）是由于感染或非感染因素引起的气管、支气管黏膜及其周围组织的慢性非特异性炎症。它是一种以咳嗽为主要症状的常见病。表现为，经常咳嗽，气候温暖时减轻，气候突变或天冷时加重。病至晚期，咳嗽长年存在。常并发阻塞性肺气肿、支气管肺炎、支气管扩张等疾病。中医称此病为"咳嗽""久咳"等，认为主要是内伤，或内外合邪致病，有几种证型，概言之，为肺脏虚弱或其他脏腑病变累及于肺所致。限于篇幅，这里不作详述。本病用手心用药疗效较好，例如：

王某秀，男，78 岁，咳嗽气短十余年，吐白沫状痰，季节性加重，感冒后发作或加重……用药治疗后随访到 23 个月，疗效巩固。见本书案例选编 4－4（第 175 页）。

秦某泰，咳嗽多年，用药后，咳嗽不再发生，疗效巩固。见本书案例选编 1－10（第 140 页）。

潘某华，见本书案例选编 1－11（第 142 页）。

慢性支气管炎年久，已经形成阻塞性肺气肿者，不在急性发作期用药，用药后随着患者健康状态的改善，抗病能力的增强，能减轻发作时的症状，但不能彻底治愈。例如：

白某春，男，69 岁，是一位同学的表弟，2012 年 3 月 12 日来诊诉：经常咳嗽 30 余年，近五六年加重，某大医院诊断为"肺气肿"。主要症状表现除桶状胸外，主要是咳嗽吐白痰胸闷气短、喘促。经常感冒，感冒后加重，需打针、输液，平时尚好。

手心用药后 17 天，电话随访：吐白痰减少，胸闷气短尚无明显减轻。用药后一个半月随访：再没感冒，胸闷消失，气短、喘促减轻。药一年半以后（2013 年 12 月 8 日），患者来治疗后来发生的其他病，谓：用药后一年半以来，由于未发生感冒，所以没有发生咳喘。近来天气寒冷，仅有轻度气短。精神、体力比往年好。用药 38 个月后（2015 年 5 月 27 日）患带状疱疹来诊，谓一年前作胃癌手术，到了当年冬季（半年前），感冒又增多（手术损伤了正气），咳、喘又加重如故，但胸闷气短不如原来严重。

（十五）部分皮肤病

"诸痛痒疮皆属于心"，皮肤病多伴有程度不等的瘙痒。很多皮肤病，特别是慢性皮肤病，往往与全身的病理变化有关。

手心用药既然是治于心，又以整体治疗为主，对慢性皮肤病就应该有效，故有必要广泛应用。

慢性皮肤病有多种，有些不需要用手心用药，例如患者只有慢性湿疹、神经性皮炎等，皮疹范围小，全身又没有手心用药的其他适应证，就不需用。更有一些患者没有用药条件，也不能用。此外，由于我不在大医院皮肤科工作了，受到病源限制，所以在皮肤病方面，手心用药临床研究开展得不理想。到目前为止，发现对以下几种皮肤病疗效尚好。

1. 慢性荨麻疹

荨麻疹是一种变态反应或非变态反应引起的皮肤、黏膜、血管反应性疾病，主要表现为时隐时现的风团、瘙痒，消退后不留痕迹。中医称之为"隐疹""风疹块"，急性者多为风邪外犯，搏于肌肤所致。急性荨麻疹病程短，一般数日到三周逐渐痊愈，不需要用手心用药治疗。慢性荨麻疹，多由急性荨麻疹迁延所致，不仅有外邪，还有脏腑、气血失和等因素，非常顽固，用手心用药较好。

慢性荨麻疹还有许多特殊类型，我们用手心用药治疗的，只有人工性荨麻疹，没治疗其他类型的。

手心用药对于慢性荨麻疹有效，但是，患者必须严格按要求用药及养护。特别是用药时，患者全身应该微微汗出，不要大汗淋漓。此外，用药后在室内慎避风寒湿期间，一定要养护好，争取用药一次治愈。如郝某，详本书案例选编 3 - 1（第 159 页）、吴某琦，详案例选编 1 - 7（第135 页）。再如：

（1）赵某丽，女，28 岁，住郑州市。2011 年 12 月 31日初诊。

自诉：患"慢性荨麻疹"一年，皮肤每天发生风团，部位不定，瘙痒剧烈，并沿搔痕发生条状隆起。受风，受凉，进食辣椒、羊肉、鱼虾海鲜等加重，严重地影响生活、工作。在郑州久治不愈，曾去上海等地请名家治疗，均临时有效。无奈之下，慕名而来。

除皮肤病外，患者还有疲乏无力、性急易怒、经常感冒等。

检查：患者形体消瘦，神清合作，一般情况尚好。诊时没见到风团等皮疹（荨麻疹的风团时发时消，故来诊时可能见不到风团），皮肤划痕征阳性。

诊断：慢性荨麻疹，兼有人工性荨麻疹。

治疗：结合患者的全身症状，建议用手心用药治疗。患者颇不相信，也不情愿，经解释后，勉强同意取一副药，回郑州用。

2012 年 3 月 6 日电话随访，说是 1 月初用药（具体日期患者记不清了），已经两个月，目前皮疹偶有发生，范围缩小，瘙痒减轻。此外，体重增加，已经不再消瘦。其他症状分别减轻、消失，全身健康状态改善，已经怀孕。

2016 年 9 月 29 日电话访：荨麻疹早已经无大碍，仅在进食辣椒、羊肉，过多地进食鱼虾后，发生少量风团，瘙痒不严重，不用理会，也不用搔抓，约半小时自行消失。进食少量鱼虾不再发生皮疹。全身其他症状均消失，疗效巩固。

按：最后一次电话随访之前，曾多次联系患者在呼市居住的父亲、母亲，他们都肯定手心用药的疗效，但是具体情况说得不够准确。编写本书，为了得到确切情况，打电话获取患者亲自反馈的资料，如上。

患者用药前倦怠乏力，形体消瘦，经常感冒，是气虚的表现。气虚无力抗邪外出，故风邪搏于肌肤，经久不去，致荨麻疹长期不愈。手心用药后，全身健康状态改善，正气恢复，能够战胜外邪。因此，严重影响生活、工作的荨麻疹，"无大碍"了。

（2）刘某荣，女，29 岁，住清水河县。2015 年 3 月 22 日初诊。

自诉：10 个多月前，无明显诱因，皮肤发生风团、瘙痒，搔抓后加重，并沿搔痕发生条状隆起。受风后必然发生皮疹，进食鱼虾、羊肉加重。

检查：划痕试验（＋），诊时未见到风团及其他皮疹。

诊断：慢性荨麻疹，兼有人工性荨麻疹。

治疗：2015 年 6 月 6 日晚间手心用药 4.5 小时，全身出汗。次日感到疲乏，在室内养护 10 天。

用药后短期内皮疹无明显变化，1 个月后开始减轻，以后逐渐消失。

2016 年 10 月 5 日电话随访：皮肤平时无不适，受风，进食鱼虾、羊肉均不发生瘙痒。如果故意搔抓皮肤，搔抓处仅发生轻微瘙痒，微红，不出现隆起，片刻痒止红消。

2. 过敏性紫癜

过敏性紫癜是一种系统性的小血管炎，主要与细菌、病毒、寄生虫感染，以及某些食物、药物等过敏有关。有单纯型、关节型、胃肠型、肾型等。我们用手心用药主要治疗单纯型的，其损害仅限于皮肤，为略可触及的瘀点、瘀斑，按之不褪色。好发于四肢伸侧，以小腿部明显，可融合成大片。此病相当于中医的"葡萄疫""血风疮"，多为血热妄行、脾虚不能统血、瘀血、寒凝瘀滞等所成。

我们用手心用药治疗过敏性紫癜，没有辨证分型，都是一次用药治愈，没见有复发者反馈。

我们用手心用药治疗过敏性紫癜，始于20世纪八十年代中期。第一位患者是一位40多岁的女性，患该病多年（无关节症状，无肾脏损害），找我治疗以前，治遍了呼市各大、小医院，又求治过本市许多名老中医，均无满意疗效。限于个人水平，觉得我再用常规的中西药物治疗，也不会有满意疗效，于是试用手心用药，结果治愈。随访数年无复发，可惜由于本书附录（五）所述原因，原始资料缺失。

手心用药不能增加血小板，对血小板减少性紫癜无效。曾治疗2例，只能临时减轻皮肤损害，而未能彻底治愈。

3. 寻常型痤疮

痤疮是一种毛囊皮脂腺的慢性炎症性皮肤病，可有丘疹、黑头粉刺、脓疱、结节、囊肿、瘢痕等多种损害，有寻常型、脓疱型、结节型、囊肿型、聚合型、萎缩型等，多见于青春期。

中医称痤疮为"粉刺"，多由于肺热熏蒸，血热蕴阻，或过食辛辣油腻之品，生湿生热，循经上蒸于面，或脾失健运痰湿内生，化热蕴阻而成。

我们用手心用药治疗的痤疮，主要是寻常型的。该病多发于颜面，其中多见于额、两颊、颏部，胸、背亦可发生，皮疹表现为黑头粉刺、白头粉刺、炎症性丘疹等。进食辛辣食物、熬夜、月经前后加重。

在过去的几十年里，我们没想到手心用药还能治疗痤疮。

2010 年 8 月 15 日，北京市女青年赵某来呼市，顺便治疗痤疮。其颜面之痤疮为寻常型，以白头粉刺为主，在北京治疗无效。此外，患者还有明显的内湿症状、消化道症状、慢性扁桃体炎、咽炎、胆怯、怕惊吓等。用手心用药，主要是治疗她所说的后面的几种疾病。

5 个月后（2011 年 1 月 21 日），患者的一位邻居从北京来呼市，受人之托找我要五副手心用药。据说赵某的痤疮用手心用药后治愈，她那里有 5 个有痤疮的姑娘，也要用手心用药治疗，求她代取。

当北京来的人在诊室诉说上述情况时，在诊室内候诊的另一位姑娘插话说，她以前用过手心用药，用药后痤疮也好了。

此后，注意观察一些痤疮用药的患者，发现用药后确有疗效，因此，这里把寻常痤疮作为本疗法的适应证之一。

用手心用药治疗聚合型、囊肿型痤疮不多，疗效也不满意。

有些寻常型痤疮患者，用药后有效，后来受饮食、生活习惯、水土、环境等方面的影响，发生反复。例如，有的大学生在家用药后，在家就很好，但是到学校不久，痤疮又反复，分析其原因，一是学校食堂的菜，辣椒多。还有的痤疮稍好一些，又开始吃麻辣烫等辛辣刺激性食物；二是有的晚间玩手机到深夜，不睡觉……这样的患者，疗效难以巩固。

4. 结节性红斑

结节性红斑是多发于下肢伸侧的结节性血管炎性皮肤病。多见于青年女性，好发于春秋季节，表现为圆形、椭圆形红色结节，有触痛，不破溃。可能与风湿、肺结核有关。中医文献称之为"瓜藤缠"，为内有湿热，外受风邪，凝滞于肌肤所致。

结节性红斑用手心用药治疗有效。用药后，炎症性结节的发生、消退都比较快，以后逐渐好转。有的患者一次治愈，也有的只是减轻。后来我们悟到：第一次治疗不能彻底治愈者，可能在用药后养护方面有某些问题，应该再用一次，并注意用药后的养护。病源限制，没有二次用药者。

我们用手心用药治疗 1 例由肺结核引起的结节性红斑患者，无效。

5. 黄褐斑

黄褐斑是发生在面部的色素沉着斑，多见于女性，无自觉症状，日晒后颜色加深。其中有生理性的，在妊娠期发生，分娩后逐渐消退，亦称"妊娠斑"。还有症状性的，常伴有一些妇科疾病、肝肾功能不全、慢性酒精中毒、结核病、肿瘤等。还有某些药物、化妆品、日光、热等刺激所致。妊娠斑也有分娩后持续不退的。

中医称此病为"黧黑斑""肝斑"。辨证分型主要有脾虚湿热证、肝肾不足证、肝郁气滞证等。

我们用手心用药治疗黄褐斑时，没有辨证分型，因为患者不是为治疗该病而来，是治疗兼有黄褐斑的其他疾病，我们顺便观察其疗效。

手心用药后，随着患者面色的改善，黄褐斑也逐渐消退，再用一次，效果更明显，如刘某女，详见本书案例选编2－2（第146页）。因此，这里把它作为手心用药的适应证之一。

6. 足癣

足癣是真菌侵犯足部皮肤引起的，有传染性，俗称"脚气"，有糜烂渗出型、水疱型、鳞屑角化型，北方气候干燥，以后者为多。中医称之为"脚湿气"，根据症状表现，又有许多不同的名字，如"臭田螺""香港脚"等等。

我们曾经把足癣作为本疗法的禁忌症之一，特别是糜烂渗出型和水疱型的。不料，在随访中，竟发现一些患者用药后，手、足癣的皮肤损害好转或消失，特别是鳞屑角化型的，后来发现部分糜烂渗出型及水疱型的也有一些效果。

本疗法治愈手癣不难理解：且不说药物的作用，就说调药用的醋是酸性的，对真菌有一定的抑制、杀灭作用。手心用药对足癣有效，颇难令人置信。因为患者只是手上握药，足部没有用药，足癣的皮疹部位没接触任何药物，竟可获愈或明显减轻，如何理解、相信？何况用药后出汗，使局部更加潮湿温暖。潮湿温暖环境利于真菌的生长、繁殖，应该使真菌感染的皮疹加重。

我们只能用中医的整体观念解释有效的原因，即随着全身健康状态的改善，局部抗病能力增强所致。后来读曾培杰、陈创涛编著的《任之堂中药讲记》（人民军医出版社，2014年5月第一版），该书有"通肠腑治脚气病"案可以借鉴：一个患者，患"脚气病"18年，屡治不愈。根据描述的症状，应该是糜烂渗出型足癣。找该书中的老师治疗，"老师说，人家治脚气病治细菌，我治脚气病治环境，人家治脚气病，治在脚上，我治脚气病，治在肚子上……"于是开了五剂药。患者服完两剂，"脚丫子居然不流臭水了，把药服完后就好了"。该患者疗效的取得，是整体治疗的结果。这有助于理解手心用药对足癣有效的原因，是否如此，尚需要进一步观察、确认。

7. 皮肤瘙痒症

皮肤瘙痒症是以皮肤瘙痒为主，没有原发性皮肤损害的一种皮肤病，瘙痒可以泛发全身，也可以限于局部。多见于老年人。发生于老年人者，称为"老年皮肤瘙痒症"，很顽固。

中医称本病为"风瘙痒""痒风"等。可由饮食不节湿热内生，外受风邪，泛于肌肤，不得疏泄、透达而成。老年患者，多为兼有气血不足，血虚化燥生风，肌肤失养等。

我们用手心用药治疗几例皮肤瘙痒症患者，都是缠绵难愈者，疗效尚好，如本书案例选编中的1-6（第132页）、4-1（第167页）。

患者用手心用药后，其他症状有暂时加重者。但是还没有见到皮肤瘙痒症患者用药后有瘙痒加重等反应——可能是没遇到。

8. 寻常型银屑病

银屑病又叫"牛皮癣"，特征性损害是红色丘疹、斑块上有厚积的银白色鳞屑，容易刮除，有"刮蜡""薄膜""点状出血"等现象。这是寻常型的，此外还有脓疱型、关节型、红皮病型以及其他亚型。

本病中医称之为"白疕""松皮癣""疕风"等。

我们用手心用药主要是治疗寻常型的银屑病，该型主要是营血亏损，肌肤失养，外邪袭表，营卫失和，阻于肌表而成。

手心用药对寻常型银屑病有一定疗效，虽然不能彻底治愈，也不能杜绝复发，但很多患者用药后能明显地减轻症状，故可作为本病辅助治疗手段。

例如：1976年唐山地震后，全国各地都纷纷搭建地震棚，内蒙古巴盟地区也不例外。有一天，巴盟一位朋友的年幼女儿，到地震棚内玩耍后，躺在地震棚地下铺的麦秸上睡着了。中午，家长找见她时，见麦秆上有许多潮气凝结的水珠，熟睡的她，头身大汗出。此后，她发生了银屑病。

患者于1989年5月初用手心用药治疗。用药后数日，皮疹瘙痒加剧，其中以两小腿伸侧为重。见她瘙痒难耐，不忍心让她再难受下去，于是让她在剧痒处涂"乐肤液"（一种含有激素的皮肤病外用药）。后来，她的银屑病皮疹逐渐消失，形寒肢冷等全身症状也都消失了。她的母亲说："这下可把愁帽子摘了！"

病愈后，患者到河套大学学习，由于学习过度紧张，银屑病皮疹又复发，发生部位主要是涂过乐肤液的小腿上，但范围及程度比以前明显减轻。此后又发生多次反复，虽然没有用药前严重，但没有彻底治愈。

银屑病患者的精神状态与病情进退有一定关系，患者病情的复发，很明显是由于精神紧张所致。如果患者"治愈"后，多恢复一段时间，巩固疗效，然后再上学；或者用药后，皮疹瘙痒时，不用激素类外用药，也许能好一些。

巴盟还有一个20岁的姑娘，有典型的银屑病表现。用药后皮疹逐渐消失。但是患者在"愈"后不久，在寒冷季节陪同闺蜜去外地买嫁妆，在等车过程中受凉，银屑病复发。

以下是笔者近几年观察的两例较典型患者：

例1　云某，男，31岁，住呼市南大街。

患寻常型银屑病，反复发作十七八年，有典型皮疹，泛发全身。有家族史，无关节症状。曾服中药治疗，治疗后皮疹逐渐消失，因进食海鲜、饮酒，又复发，情况如上述。改用手心用药治疗。

患者于2013年1月19日晚间用药3小时，全身出汗。用药后1个月内，银屑病皮疹范围先扩大，而后中间变薄，渐渐向愈。

用药后2个月内，患者急于治愈，多次要求继续服药。我们则要求患者继续坚持，停用任何疗法和药物，任其自行康复、巩固。

患者告知：手心用药后，除皮疹渐退外，还有两种久治不愈的疾病彻底治愈：一是严重的失眠，用药后睡眠完全恢复正常，卧床即能入睡，睡醒后精神饱满。二是便秘，原来大便干燥，数日一行，常引起肛裂，粪便中带有鲜血。用药后，大便每天一次，再无便血等不适，很正常。

用药后4个月，2013年5月24日来诊，四肢皮疹消失，遗留色素脱失斑，躯干部尚有残留皮疹——为正常皮色的斑片，边缘有少许鳞屑。在患者的坚持下，用内服的中药治疗。

又经过 3 个月后（2013 年 9 月 7 日）来诊，全身皮肤损害完全消退。

2016 年 2 月 28 日电话随访，患者已经换了手机号，失去联系。

例 2 刘某，女，35 岁，住呼市牛街。2012 年 7 月 17 日初诊。

自诉：14 年前因受凉发生"牛皮癣"，持续不愈，每年春季、季节交替时明显加重，无家族史及关节疼痛。

皮肤损害：头部有大片典型的束状发等银屑病皮疹，躯干、四肢散在钱币大及水滴大的银屑病典型皮疹。

其他症状：心烦，易怒，胸憋，咽干，劳累后头疼如裂，走路多则头疼，冬季比别人怕冷，夏季又怕热。

2012 年 7 月 27 日夜间用药 10 小时，全身出汗。

2012 年 10 月 4 日（用药 2 个月后）诉用药后很快见效，没有加重等表现。其他全身症状均消失。检查：头部斑块变平，尚有少许银白色鳞屑，束状发不明显，躯干四肢皮疹消退，遗色素沉着斑。

患者听说我们治疗银屑病的内服药疗效好，急于治愈银屑病，不愿意等待自行彻底康复，故要求服药治疗，于是开始用内服药。

患者后来换了电话号，失去联系。

按：银屑病的发生、变化，与季节有关，患者治愈后应该观察一年以上。上述 2 例，因电话换号失去联系。只能说手心用药后近期有效。

寻常型银屑病不影响患者的健康，但是关节型银屑病则不然，治疗颇难。按说，手心用药对关节型银屑病应该有效，治疗两例关节没有变形的，一例虽然有效，但疗效不满意；另一例是外地患者，电话随访时，说有效，但没来进一步检查，故需要进一步观察。

手心用药治疗银屑病，防护期间必须做好对风寒湿邪的防护，否则无效。

（十六）过敏性鼻炎

过敏性鼻炎又称变态反应性鼻炎，多为某些过敏原敏感性增高，引起的以鼻黏膜病变为主的异常反应。主要表现为阵发性眼及鼻内瘙痒、打喷嚏、鼻塞、流清涕、流眼泪等，多在清晨起床时发作，严重者影响生活、学习、工作。

本病有的常年发作，有的呈季节性发作，我们用手心用药治疗的，多为每年7、8、9月发生。很多患者有明显的地域性，呼市一些患者在发作季节到南方等外地，则无症状。从外地回来，火车一到离呼市二三百公里的地方，鼻炎症状就发生了，推测是这些地区的某些花粉过敏所致。

从中医角度考虑，本病是禀赋不耐感受风邪或特殊之毒所致。

我们用手心用药治疗本病的患者，都是有其他疾病，兼有本病的，随访时发现对本病的疗效好，故这里作为手心用药的一个适应证。

由于不是专治本病，用药时间都是在患者发病前或症状加重的前几个月。虽然不是在发病季节，即过敏性鼻炎的症状还没有发生或加重时用药，但到了发病期，鼻炎症状却明显缓解。很多患者说，用药后，"鼻炎没犯"。经仔细询问，不是"没犯"，是症状明显减轻，诸如仅仅是偶尔打喷嚏等，不严重，不用药也无大碍，对生活、工作、学习已经没有明显影响了，因此，不必再用药物治疗了。如陈某英，见本书案例选编 2 - 4（第 152 页）。

手心用药对本病症状的缓解，可持续几年。因此它虽然只是明显减轻症状，但疗效持久。

（十七）脑卒中后遗症

脑卒中俗称"中风"，是一种急性非外伤性脑局部血供障碍引起的局灶性神经损害，特点是起病急，意识障碍，言语失利和肢体偏瘫。此病有出血性和缺血性两大类。限于篇幅，不多论述，只是简单介绍我们用手心用药治疗的情况。

无论是哪一类的脑卒中，病情稳定后，多有顽固难愈的后遗症，常见的有：程度不等的肢体偏瘫，即所谓的半身不遂；舌强言塞，言语不清，或不能讲话，由于舌不能自主活动，还可造成不能正常吞咽等；此外，可有口眼歪斜等。具体情况与血供障碍影响的部位、范围、程度，以及患者的全身情况有关。

我们用手心用药治疗脑卒中后遗症时发现，病程短者疗效好，甚至可以完全恢复正常。例如，我的一个叔伯弟弟，60 岁以后患"脑梗"，在当地治疗后，遗留右手功能障碍，不能持物，吃饭时连筷子也拿不了。发病数月后，用一次手心用药，明显改善，后来又用一次，完全康复，到十七八年后病故，没有复发。

此外，呼市郊区西水磨村的王某某，在 20 世纪 80 年代初，因脑卒中后遗症半身瘫痪，行动不便，言语不利，用一次手心用药痊愈，无后遗症。2019 年夏天，再次见到他时，他已经是七十多岁的老人了，身体健康，言语、步态均无异常表现。此前，其家属多次来治病，均谓用手心用药后几十年来，身体一直健康无病。可惜，因本书附录（五）所述原因。原始资料不在了，不能作完整案例介绍。

有的患者用药后，症状有不同程度地改善，如：刘某喜，见本书案例选编 4 - 6（第 184 页）；李某英，见案例选编 4 - 5（第 179 页）；张某琴，见案例选编 1 - 8（第 137 页）。

本病的病变部位、程度等，应该与恢复的难易有关，并影响疗效。限于我们的水平和条件，不能深入探讨。但是，就此前我们治疗的情况看，疗效主要与病程有关，病程长者疗效差或无效。此外，能否按要求用药、养护，都直接影响疗效，如案例选编 4 - 5 李某英（第 179 页）。

（十八）改善心脏功能

1978 年，我们用手心用药治疗了一例风湿性心脏病的 10 岁儿童，该患者因心衰住院治疗（内蒙古医科大学附属医院住院号 168655），住院期间，虽然不停地用药，还是感冒不断。患者在基本控制心衰后出院，出院时仍然不能下地活动。出院回家后用手心用药，数月后来复查。

复查时家长诉：用药后患者颜面持续潮红数日，此后不再发生感冒，能下地玩耍，甚至不顾家长阻拦，蹦、跑、跳玩耍。

经查：患者身高明显增加，二尖瓣面容消失，但是心脏的杂音、心电图均无明显改善。

手心用药对于该患者，只是改善了全身的健康状态和心脏的功能，没改变心脏的器质性病变。

后来，一些冠心病的患者经手心用药后，冠心病的自觉症状明显改善或消失，可惜限于条件，没有做进一步检查确认。

因此，只能说：从现代医学角度讲，手心用药应该有改善心脏功能的作用，对一些心脏病有效。希望有条件的医院，结合现代医学手段，进一步明确。

手心用药后，患者的一些症状可能暂时加重，但是没发现心脏病患者用药后心脏病症状有加重的。尽管如此，基于本书后面附录（三）所说的原因，我们还是担心：假如用药后，心脏病患者症状加重了咋办！如果患者在家中，家属难以判定是用药后症状临时加重，还是心脏病本身加重了，恐危及生命，实在是不敢冒险。

（十九）治未病

"治未病"是中医预防治疗学领域中的重要理论，在其思想构建和理论形成发展过程中对中医学有重要意义。原卫生部部长陈竺就强调指出："'治未病'是中医保健的特色和优势。""'治未病'引领人类健康发展方向。"当今，随着医学模式的转变及对医学目的的再审视，面对医疗卫生诸多问题的困扰，以及人们对健康提出的更高要求，"治未病"的理念与实践被提到了前所未有的高度，是我国疾病预防控制重心前移的一个显著标志。（见《中医基础理论》）

根据以上论述，"治未病"的理念与实践已经被提到了前所未有的高度，并将越来越受到重视。前面（第38页）说过，手心用药能够防治未病，是因为用药后，患者健康状态明显改善，正气恢复，不仅能战胜已病之邪，还能抵御外邪的侵袭，预防一些疾病的发生。因此，说手心用药能"防治未病",并不牵强,而且它在这方面有优势和特色。

（二十）其他

以下几种疾病,我们认为手心用药治疗应该有效,但由于病例不多、观察得不够、资料不全等原因,不能确定,以下所述可供参考。

1. 慢性阑尾炎

手心用药治疗慢性阑尾炎的患者不多,但有效,如朋友的女儿贾某娟,十八九岁时用手心用药,当时已经患慢性阑尾炎多年,右下腹隐隐作痛,走路稍快、跑步,则疼痛加重,平素体弱多病。手心用药后至今已经十余年,不仅用药后全身健康状态改善,慢性阑尾炎的症状也很快消失,无论跑、跳,再没发生过疼痛等不适。

慢性阑尾炎患者用药后的康复期间,同样需要安心休息,不能操劳,否则影响疗效。例如张某柱,患慢性阑尾炎十四五年,用本疗法后,在家养护期间,不停地做家务活,甚至是比较繁重的活,没有很好地休息。后来,每天又参加体力活动,很疲劳,故短期内无效。详本书案例选编 3-4（第 163 页）。

2. 脂溢性脱发

脂溢性脱发,文献上称之为"男性秃发""雄激素性秃发""早秃""脂溢性秃发""女性雄激素性秃发"等,其病因尚不清楚,有遗传倾向,雄激素过多可能起一定作用。

本病之脱发为每天有少量毛发脱落,没有新的毛发生长，渐致毛发稀疏、秃鬓、秃顶。

中医称本病为"蛀发癣""虫蛀脱发"，肾虚、血虚、血瘀、痰湿、感受风邪等诸多因素均可引起，治疗颇难。

本病用手心用药有一定疗效，可抑制或减少毛发的脱落，但不能使毛发新生。故毛发已经稀疏或秃顶者，不能恢复正常。

患者用药后必须注意养护，尤其是避免头部受风、着凉等，否则无效。

我们用手心用药治疗本病的患者，都是有其他疾病，兼有本病者，虽然患者用药后自述脱发减少或停止，但是，没有重点随访、观察，记述也不详细，因此把它放在这里，供参考。

下面举一例记述较详者：

张某某，女，60岁，有甲状腺功能低下等多种疾病，曾在某三甲医院住院治疗。用手心用药前三四年开始，头部被发区多脂、脱屑、瘙痒、脱发。

用药前，脱发数量较多，每天早晨起床时，枕巾上必有许多毛发，平时用手稍用力摸一下头皮，手上就有几根脱落的头发，故头发已见稀少。

患者于2018年7月4日手心用药，用药后十几天，脱发停止，持续到六七个月后，脱发又发生，但比用药前明显减少。

2019年12月2日（用药后17个月，作为本病案例，特进一步落实）电话随访：到目前，头部仍然多脂，瘙痒明显减轻，脱屑、脱发均比用药前减少。

按：患者用手心用药前后一直没停用治疗"甲低"药物，手心用药后，其他疾病和症状，多数有所减轻，特别是难以忍受的"憋气"等呼吸困难，明显改善。但脂溢性脱发仅消失了六七个月，复发后仅有所减轻。可见手心用药对该脂溢性脱发有效，但仅仅是"好转"而已。

3. 局限性硬皮病

硬皮病是一种结缔组织病，有局限性和系统性两种。局限性硬皮病，皮肤先有局限性肿胀，以后发生硬化萎缩，是一种慢性皮肤病。系统性硬皮病是一种对称性皮肤僵硬和指趾缺血，伴关节、肌肉和内脏损害的慢性进行性疾病。

本病相当于中医的"皮痹"，主要为肾阳虚，风寒湿邪乘虚侵袭，阻于肌肤，闭塞不通，甚至内侵脏腑所致。

我们曾用手心用药治疗一例萎缩期的系统性硬皮病患者：全身皮肤硬如革，皮纹消失，毛发脱落，指端变细而尖，四肢、各手指活动及张口等均受限，生活不能自理。用手心用药后，皮肤损害没见到明显改善，形寒肢冷及全身情况有所好转，纳食增加。不料两三个月后，患者吃凉柿子而致病情反复。该患者早期如果用本疗法治疗，应该更好。如果患者能再用几次手心用药，还要好一些。可惜，当时我还没有这么多的经验、体会。由于病源有限，再没有用本疗法治疗该病。

受病源限制，手心用药治疗局限性硬皮病的患者也不多，但有满意疗效，可惜原来的资料无法查找，仅有2007年治疗的一例可供参考，详本书案例选编 1－5（第131页）。

4. 低血糖、低血压

这里说的低血糖，是根据患者口述：经常或时有头晕、疲乏无力、出汗、手抖等，喝点糖水、吃点糖块或其他食物即缓解，因此要随身带些糖。用手心用药后，该症状消失。限于条件，没有在用药前后做化验检查对比。

同样，所谓的低血压患者也是自述有头晕、头痛、疲劳、肢软、易激动等症状，到医院检查，诊断为低血压。用手心用药后低血压症状减轻或消失，但没有做治疗前后对比。如本书案例选编 1－5（第 131 页）。

由于诊断依据不足，缺乏用药前后检查、比较。虽然患者都认为有效，这里不能作肯定论述，仅供参考。

四、不宜应用手心用药的病证

　　以下内容，有的是用药无效（虽然例数不多），有的是从理论上推断出来的，是否完全正确，还需要实践证明，也请读者指正。

　　（1）急性病、温病、急性传染病、恶性肿瘤、系统性红斑狼疮、皮肌炎，忌用。

　　急性病、温病，包括急性传染性疾病等，一般是邪气实，正气不虚，邪正斗争激烈，治疗重在祛邪，而且要及时、从速，非手心用药之缓图所宜。这些疾病到中后期，可能有正气不足之象，其正气之虚，多为邪热伤正，以阴虚、气阴两虚为多，治疗宜酌用养阴清热等药物进行辨证治疗，如果用手心用药，只能是"远水不解近渴"。此外，手心用药的全身出汗，对于需要顾护阴液的温病等一些疾病来说，涉嫌伤阴耗液，有损无益。

　　感冒不是慢性疾病。为什么能用手心用药治愈？因为感冒是外邪侵犯肌表，病位表浅，手心用药出汗，外邪容易随汗而解，所以能用。不是经常感冒，偶尔发生一次的感冒，是不值得用手心用药治疗的。

　　恶性肿瘤多为正气不足，邪从内生，初期常不被发现，发现时已经是中晚期，这时候，即使患者还没出现典型症状，但正虚已甚，难以康复。手心用药的汗出，对于其他患者可以祛邪，对于正气虚损的恶性肿瘤中晚期患者，则有可能进一步损伤正气。例如，有一位经常骑摩托车受凉而致关节疼痛的患者，由于没有相关症状，不知道已经是癌症晚期，用手心用药后，关节痛还没治愈，就因癌症去世了。

邪盛正虚严重者，用手心用药，正气无力战胜邪气，勉强用药，有损无益。

系统性红斑狼疮、皮肌炎，都是结缔组织病变，早期均可有关节、肌肉疼痛等症状，常被误诊为风湿性关节炎。当年，曾治疗误诊的这两种病例各一例，均无效。故认为手心用药对这两种病无效。至于是否可以用本疗法，改变药物成分，辨证配方，限于条件，没有机会实践。

（2）高龄、体弱、重病、久病等，身体恢复能力差者，不宜用或暂时不宜用。

这些患者，体内正气严重亏损，自我康复能力很差，已经无力抗邪外出。手心用药后，虽然"君主之官"做了最大的努力，统帅、领导全身各部位进行康复，但由于机体已经虚损过度，无力康复，故用药后不能正常地进行全身调整，祛除病邪。如果勉强用药，会"强人所难"，徒伤正气，故暂不宜用。如用，需要等到体力恢复到一定程度后。

（3）手术后、产后、大出血后，体力恢复前，不宜用。

《灵枢·营卫生会》说："夺血者无汗，夺汗者无血……"手术后、产后及其他原因失血者，近期内不宜用手心用药治疗。理由是"夺血者无汗"，怕的是用药不出汗，反而耗伤正气。是否均如此，我们只是推想，没有进一步实践。

另一方面，手术固然去掉了病灶，同时对人体也有重大伤害，不仅破坏组织，还流失了血液，损伤了正气。分娩、大失血同样耗伤气血、损伤正气，在一定程度上影响机体的康复。因此，在体力恢复之前，暂时不要用手心用药。

（4）严重的高血压、心脏病患者在不具备监护、抢救条件下慎用。

手心用药后，有些疾病症状往往暂时加重。严重的高血压、心脏病患者用药后，如果出现症状加重，一时难以分清是用药反应还是疾病本身在加重，搞不清患者能否度过这一"加重关"，如有延误，后果将非常严重。为慎重起见，严重的高血压、重症心脏病患者，在没有一定监护条件的情况下，最好不用或慎用本疗法。

如果有很好的监护条件，有危险发生时，能立即发现，并采取相应措施，保障患者的安全，医、患、家属都放心。我们非常希望有这样的条件和经历，以便进一步掌握在什么情况下能用或不能用手心用药。

前面说过，我们没发现心脏病、高血压患者用药后有症状加重的，这可能是机体的自我保护作用。为了慎重，以防万一，我们还是提请注意。

（5）阻塞性肺气肿、肺心病、心衰等急性发作期不宜用。

这些疾病的急性发作期，病情比较急、重，不是手心用药的适应证。手心用药的治疗作用不是无限的，只能改善功能和症状，不能恢复器质性病变。这些疾病的患者，如果需要用手心用药，要在病情稳定后，再考虑应用。

（6）痹证关节变形、功能障碍者不宜用。

痹证关节变形或功能障碍者，都是久病不愈，病邪侵入筋骨之深部者，而且邪盛正虚相当严重，很多患者离不开激素药和止痛药。且不说手心用药难以改变它们的器质性变化，就从用药后疼痛先加重，难以忍受来看，也不宜应用，更何况停用激素类药物，疼痛会更重。

（7）器质性病变者不宜用。

手心用药不能改变器质性病变。先天性疾病、器质性疾病、外伤引起的器质性病变，如骨折等，手心用药力所不能及，故不宜用。

（8）疗效欠佳的疾病：

手心用药对身患多种疾病的患者，多有明显疗效，但对慢性胆囊炎、胆结石、经闭、月经不调、高血压、糖尿病等疾病，疗效不明显，但也没有使之加重。

五、手心用药方法

（一）手心用药的配方

1. 原方、主治、用法

原方：川贝母、白胡椒、乌梅子、火硝、铅丹、皂矾各等分，为末。

用法：用煮沸的食醋把药粉调成糊状，按男左女右，握在手中，出汗后，在室内避风7天。

主治：腰腿疼。（没说还能治疗其他疾病，也没说治疗哪种腰腿疼。）

2. 我们的改变

（1）五倍子代替乌梅子：不知道乌梅子是什么药，多方查询、请教，没有结果（这是多年没有应用它的主要原因），有人说可能是五倍子，面对第一例患者的处境，情急之下，改用五倍子试用，竟取得了满意的疗效，于是用五倍子代替乌梅子。

（2）为什么去掉了川贝母？开始搞手心用药，给患者用的药都是我自己花钱买，白给患者用，连成本费也不能收取。买药的花费，虽然不是很多，但对于我，也是一个负担，特别是川贝母，价格昂贵，只好在探索中逐渐减量，最后去掉。

（3）我们的基本方：证实可以去掉川贝母后，处方为：白胡椒、五倍子、火硝、铅丹、皂矾等分为末，沿用多年。后来，为了加强温通心阳作用，曾分别加入麻黄、桂枝，处方成分稍有改变，患者用药后的反应、疗效均无明显不同。

（4）用量：根据患者双手的大小酌定，女人的手比较小，一般每次用30～45克，女人手比较大者、男人，每次用45～60克，甚至更多些。

3. 关于方义

上述方药，行之有效，但不能诠释方义。《理瀹骈文》中说："外治药中多奇方，学识未到断不能悟。或少见多怪……"很长时间，我以为自己是属于"学识未到"者。尽管如此，我们也查阅了一些资料，探讨过，现在只能作如下粗浅探讨。

外治用药应该用气、味俱厚的药物，白胡椒辛热温散，气味俱厚，符合外治用药的要求，这里作为君药，它通过手心的穴位等作用于心脏，以温通心阳。五倍子酸收，配白胡椒的温散，一收一散，收散相合，相辅相成。二药相合，带动火硝发挥推陈致新、除邪气的作用；带动皂矾消积滞、燥脾湿、化痰涎；带动铅丹镇惊安神、坠痰。诸药相合，使"君主之官"更好地发挥其生理作用。

这些解释，仅是抛砖引玉，不敢过多论述，以免影响、误导、束缚读者的思维。

4. 配方用药应该灵活

以上所论，是我们用手心用药的方药及不成熟的体会，仅供参考。我们希望读者灵活掌握、变通。

从道理上讲，有是证，用是药。手心用药也应该是辨证用药，我们也考虑过，但是没有在实践中不断探讨、应用。其主要原因，一是原来方药疗效满意，担心改变方药后疗效不好，给患者造成损失。药费问题不大，主要是患者请假休息很不容易，万一无效，患者难以再请假用药。二是我的思想太僵化，没有对用药无效的患者，如高血压、糖尿病等疾病者重新拟方，辨证用药。请读者引以为戒。

河南省夏邑县刘医生，受启发后，用手心用药的方法，分别选用不同的药物，治疗感冒、头疼、心脏病、高血压等疾病，均收到满意疗效。据刘先生说，他们那里的农民患者，无论是什么病，用什么药，只要求"立竿见影"，否则，就不满意。刘先生只是用手心用药的方法，药方是他自拟的，而且是因病用药，不是概用一方，均收到满意的疗效，而且见效很快，比我们的好。特别是我们治疗高血压无效，刘先生却收到满意疗效。

据《理瀹骈文》所记载，属于手心用药的有："握掌""握手心""涂掌心""摊手足心"等等。其治疗的疾病有多种，如：积聚、老人虚寒便秘、中风、喉病初起、头瘟、伤寒无汗、阴寒症、惊悸、四肢厥逆、鹤膝风、落头疽、骨槽风、耳后锐毒、阴对口、阳发背、乳岩、恶核、石疽、失荣、鱼口、便毒、瘰疬、流注等，各种疾病的用药都不相同。

记述手心用药的古代文献还有很多，近代杂志报道的、网上介绍的也不少，各家治疗的疾病和药物也都不相同。总的来说，一般遵照辨证论治或"有是病用是药"的原则，符合《理瀹骈文》说的"外治之药，亦即内治之药"的论述。

可见，手心用药的方药是可以随症加减变化的。所以，我们不强调手心用药概用一方，建议读者灵活掌握、发挥、变通，希望有更多更有效的方药问世。如能这样，吾愿足矣！并请赐教。

5. 赘言

我们用的方药，让患者严格按要求用药、养护，取得了较好的疗效，不按要求用药、养护的患者不同程度地影响疗效，甚至无效或加重。文献、网上报道的手心用药资料，没有论述具体方法和要求，其疗效如何？如果他们的患者用我们的方法用药、养护，能否提高疗效？希望与各位同道交流。

（二）用药方法

关于手心用药的方法，我们曾设想不断改变以进行比较、改进。由于原来的方法有效，担心改变后无效，给患者带来损失，故几十年来没有大的改变，这和我的思想保守不无关系。后来有所变化，是总结个别患者不按要求用药，擅自改变用药方法的结果。总的来说，变化不大。

1. 手心用药须知

手心用药的治疗方法特殊，为便于患者应用，我们除了向患者口头介绍外，还随药给患者发一份《手心用药须知》（以下简称《用药须知》《须知》）。

给患者该《须知》时，再三叮嘱患者：要认真阅读，严格按要求用，有不明白的，电话询问。可是，有些患者还是不认真阅读，甚至只看了几行，就不继续看了。更甚者连看也不看，也不询问，就自以为是地用了药。结果背离了具体要求，影响了疗效。这样，反倒给我们展示了不按要求用药和养护的后果、用"反证法"证明了按要求用药、养护的必要性。

例如，有一位患者，取回药当天晚间，不看《须知》就用了药。第二天早上，吃完饭就迎着寒风来找我针灸。原来，我相信她的头疼用药能很快治愈，所以半开玩笑地说："用药后，如果头疼治不好，我用针灸给你治疗，不收你针灸费。"可惜，我还讲了许多有关事项，她都没听进去，只记住了我说的"针灸不收费"，于是用完药，来找我针灸……

目前，我们知道的，把一副药分成若干份，每天用一份的患者，不止有七八个。

取药时，我再三叮嘱："每副药只用一次，有不明白的地方，来电话问。"有的患者听不进，竟自作主张，每天用药一次，连用多次，甚至用了 20 次以上。

还有的，用药不到 4 个小时，全身还有不少没出汗的地方，就认为用药时间已经很长了，于是取下了手中的药物……

有一位清水河县的患者，严重地违背了用药要求，来电话却非常肯定地说，《用药须知》上就是那么说的。我让他把该《须知》拿来。如果确实像他说的那样，我给他报销路费、误工费用，并且再给他一副药，可是一直没见他来。

遗憾的是，到目前为止，尽管我们反复强调，要认真阅读《须知》，严格照办，仍有不少人答应得很好，实际上并没照办。

后来又发现两例用药没出汗就取下药物者，而且声称是按《用药须知》的要求用药的。

还有些患者，不讲用药后不按要求养护，只强调无效的一面。

以上赘言，是希望读者应用本疗法时，必须关照患者如法用药及养护。

写到这里，我不免担心：有没有像上述那样用药的读者、患者——不按要求用药及防护，影响疗效，反而认为本书所论不实。但愿没有！

这里，我们不得不郑重敬告：如果您按图索骥给别人用药，一定要严格按要求用药及护理。否则宁可不用。

附：手心用药使用须知：

一、温馨提示

用药前，请认真阅读以下内容，严格按照要求用药、养护。如有疑问，电话询问。无用药条件、不肯按要求用药者，宁可不用，也不要勉强用。

不认真阅读以下内容，擅自改变用法及养护等事宜，将影响疗效，甚至适得其反。这样的患者，请您不要用本疗法，特此敬告！

二、应用范围

1. 痹证：关节疼痛，虽然久治不愈，但没有变形及功能障碍者。

2. 亚健康状态下的一些精力不足等表现，例如：长期以来，精神不振、疲乏、困倦、不耐劳累；头昏、头重、头脑不清利、健忘、嗜睡，两眼易疲劳、干涩不适等。到医院检查，无异常所见。

3. 抗病能力差，经常感冒，或容易被传染上感冒等疾病。

4. 形寒肢冷、不耐寒热、手足不温等。或上火下寒：头面部多虚火，或有慢性咽炎、扁桃体炎、口腔溃疡等，下肢却发凉，膝以下尤甚。

5. 经常心慌、胆怯，容易受惊吓或怕受惊吓。某些长期失眠者。

6. 心烦、易怒，或经常生气、动怒。生气时"控制不住情绪"。

7. 各种慢性头痛，三叉神经痛。器质性病变引起的头疼无效。

8. 长期以来，食欲不振、消化不良、慢性胃痛、脘腹不适、腹泻、便秘等。以及浅表性胃炎、胃溃疡、溃疡性结肠炎等。萎缩性胃炎用药一次疗效可能不满意，但不会加重。

9. 脑卒中后遗症，如偏瘫等，病程短者（半年之内者）有效或可治愈，时间长者（一年以上者），疗效差或无效。

10. 低血压、低血糖。

11. 慢性炎症：慢性咽炎、扁桃体炎、气管炎、阑尾炎、盆腔炎。

12. 复发性口腔溃疡、糜烂型口腔黏膜扁平苔藓等。

13. 过敏性鼻炎。虽然不能彻底治愈，但可以明显减轻症状，能在很长的时间内保持疗效。

14. 某些皮肤病，如：痤疮、过敏性紫癜、慢性荨麻疹、皮肤瘙痒症、黄褐斑、结节性红斑等。

15. 痛经、产后养护失宜引起的一些疾病，如头疼、关节疼、足跟疼等，无器质性病变者。

同时有以上几种疾病或症状者，能同时治疗，特别是亚健康状态、多病者。

三、禁忌

1. 急性病、传染病、恶性肿瘤、系统性红斑狼疮、皮肌炎等不宜用本疗法。

2. 高龄、体弱、久病、重病等患者，身体康复能力差，不宜用或暂时不宜用本疗法，等身体康复能力增强后再用。

3. 手术后、产后、大出血后，体力恢复前，暂时不宜用本疗法。

4. 严重的高血压、心衰者，在不具备良好的监护条件下，慎用本疗法。

四、用药方法（请按以下顺序进行）

1. 先安排好工作、家务，做好2周内不出屋、不做家务活等的各项准备工作。

2. 最好在晚上用药，每副药1次用完，一般只用1次，不是用15次或多次。请注意！是慎避风寒湿，养护15天，不是连续用药15天。

如果用药后2小时内全身出汗，而且很多，可以取下药物。次日再用原来用过的药，如法再用一次，全身出汗后取下。

3. 先用热水洗手、洗脚，然后用鲜姜擦手心、脚心，再把鲜姜捣烂，敷在两脚心上，包扎固定（两脚心不凉或多汗，可以不用姜贴敷脚心）。

4. 用煮沸的普通食醋趁热把药调成泥状，握在两手中，两手固定于握药位置，也可以把调好的药包在手心上，（必须让药物接触手心）。外用保鲜膜、塑料袋、纱布等包扎、固定，然后卧床休息，到全身出汗后取下药物。

5. 用药期间不定，必须全身出汗（脚心也有汗）才可以取下药。如果只是微微汗出，可以适当延长用药时间。

6. 用药时出汗情况：一般是微微出汗——这样出汗最好。汗出过多、大汗淋漓也不好。因此，不要苛求出大汗，只要求全身出汗。

7. 取下手中的药后，用热水洗手，并开始慎避风寒湿等养护两周或更久（从用药的次日开始，不能少于1周）。此后2周内不能用凉水洗手、洗脸、洗头、洗澡，不能进食生冷食物等。

8. 用药时，室内不太冷，就不必提高室温或增加衣被。用药数小时以上还不出汗，可采取相应措施，如喝热水、热粥、姜汤，加热水袋，适当增加衣被等。

9. 用药后数日内，汗出仍然很多者，可用小包内药粉（五倍子粉）少许，用唾液或温水调和，敷于肚脐中，固定。若出汗不多，可以不用。

五、用药后注意事项（非常重要）

1. 用药后对风、寒、湿等非常敏感，必须按要求认真防护，否则无效。

2. 用药后忌食生冷、辛辣刺激性食物、饮料、水果、雪糕等。多吃有营养的食物。皮肤病患者不要吃鱼虾等海鲜、牛羊肉等"发物"。

3. 避风寒养护期间，须安心静养，避免受噪音刺激。不恼怒、不劳累、忌房事。切勿用电脑、看电视、玩手机、看书等，否则损伤眼睛，不易恢复。

4. 取下药物后，可能有程度不等的疲乏，短期内可能怕风、怕冷，不耐寒热，需要注意随时增减衣服。一些症状加重，旧病、已经治愈的疾病症状可能再出现，甚至很严重，具体情况因人而异，这些都是正常反应，要有思想准备，除非血压升高、心脏病症状加重等危急重症，怕出危险者外，一般不用治疗，可任其发生、消失，以求根除。

5. 用药后体内阴阳、脏腑、气血、经络等各部位的调和、平衡，全身健康状态的改善、疾病的治疗，都需要有一个过程，有些疾病不能立即见效，甚至暂时加重，有的需要几个月以后才能见效，具体情况，因人、因病而异。临床实践证明本疗法远期疗效好。

6. 本《须知》是几十年的经验总结，绝非杜撰，请严格照办。

7. 本疗法和药物，虽然经过几十年的研究、实践，取得了较满意的疗效，但还需要不断改进、完善。欢迎用药者详细介绍用药后的情况并提出宝贵的意见和改进建议。谢谢关照与合作！

祝您早日康复！

六、联系方式（略）

2. 手心用药具体用法和要求

（1）用药前的准备工作

手心用药前，患者要做好有关的准备工作，例如：安排好工作、家务等，做到用药后的一段时间内，能安心静养，不开窗、不到室外去、不操持家务等。如果不能满足这些条件，宁可暂时不用，也不要勉强应用。

（2）对室内环境的要求

①温度适宜

手心用药对患者居住的室内温度没有严格的要求，只要不是温度特别低、潮湿阴冷、潮湿闷热、过于炎热，均可。

室内温度太低，用药不容易出汗，又容易受凉。太热或盖的被子太多、太厚也不好：患者入睡之后，容易在不知不觉中，蹬开被子或把肢体露在被子外面，因而受凉，影响疗效。

②门窗要严

手心用药后，患者非常容易受到外邪侵袭，对风、寒、湿非常敏感。门窗不严，走风漏气，患者容易受风受凉。因此，患者居住房间的门窗要严，不能明显地走风漏气，特别是在天气寒冷时。

（3）对患者的要求

①要安心用药及休息

患者正在用药时，室内环境和患者的心情等都应该相对地安静，不能操心、劳神，不能生气，也不能看书报、电视，玩手机等，否则影响出汗。

假如用药时，室内不安静，患者不能安静休息，或者读书看报、看电视、用电脑、玩手机、来回走动，室内有人吵闹不安或人来人往不断，因而不得安宁，分心劳神，以及思虑太多等，都会影响心神，影响出汗，甚至无汗。

有一位住院患者，下午开始在病房握药，握药后不断地和病友闲聊，没有卧床休息，直到晚间熄灯休息前，身上一直没有出汗。晚间卧床休息后，很快就出了汗。

还有一位女患者，于2016年3月1日中午1点钟开始握药，连续握药4个小时不出汗。家属几次来电话询问，我们找不出原因。后来，家属才说，患者用药后，一直在看手机。让她停止看手机，安静地卧床休息，1小时后，全身开始出汗。

此外，一位 29 岁的女患者，晚间握药期间，正在出汗时，坐起来给孩子喂奶，这样就中止了出汗。如此，反复两三次。次日晚间又用一次，同样原因，还是没有很好地出汗，结果疗效不好。两个月后，患者把孩子留在别人身边，再如法用药，全身顺利地出齐了汗。结果疗效满意。见本书案例选编 2-2（第 146 页）。

②避免受凉，但不可过度加衣被

用药时，患者应该盖好被子，不要把肢体暴露在被子外面。如：本书案例选编 3-3（第 162 页），患者用药时，两只手放在被子外面，一夜无汗，把手放回被子内，就出了汗。再如案例选编 2-1（第 144 页）的李某芬，夜间用药期间蹬开了被子，结果不出汗。盖好被子，继续用药，才出了汗。

如果室内温度不是很低，握药期间就不用增加衣被。

当年，一位农村患者在寒冷的冬季用药，她怕夜间炉火熄灭后屋里冷，用药时，身上仍然穿白天穿的棉袄棉裤，再盖上棉被，结果用药一夜无汗。第二天早晨，她脱去棉衣，像平时睡觉那样，盖好被子，继续躺在炕上握药，结果，很快就出了汗。可见，握药期间患者的床、被等应该与平时一样，避免不适应，影响出汗。

（4）用药季节、时间、次数

①关于用药的季节

根据中医天人一体观，不同的季节、气候、天气变化等对人体的生理、病理都有一定的影响，因此，在确定治疗方案时，应该考虑到这些因素并且作相应的调整。

手心用药是否也存在这个问题？我们想到了，也注意了，但还没发现在不同的季节用药，疗效有什么差异。只是在寒冷季节用药，由于室外寒冷，外出太早容易受凉，所以强调用药后在室内多保养几天。炎热季节在室内保养的时间可适当缩短，即少保养几天。

就目前情况看，手心用药对用药的季节无特殊要求，无论什么季节，用药后能按要求进行养护即可。

从用药后便于养护的角度考虑，春秋季节，天气不太热又不太冷的时候用药比较好。

在北方，如果在寒冷的冬季用药，要求室内的温度不能太低，这就需要供暖好。如果供暖不好，室内的温度很低，这种情况下最好不要用。

南方一些地区，冬季没有取暖设备，有时候室内潮湿阴冷甚于室外，这种情况下，用手心用药无益（不建议开空调）。

在炎热的夏季用药，由于用药后不允许开窗透气，在北方，最好是患者单独在一个房间。如果需要透换空气，应先让患者到已经关闭好门窗的其他房间，等原房间换好空气，关好门窗后，再回去。呼市及其周围地区，很多患者就是这样的。

在南方，炎热的夏季不开门窗，又不能开空调，人们是受不了的，因此，不宜用手心用药。

所以，春秋季节用药比较好。这里再次强调：没有用药条件者，宁可不用。

②用药的时辰

确定用药日期后，用药时间选择在什么时辰好？我们没有用运气学说、子午流注等推算，寻找最佳时辰。

实践证明，什么时辰都可以，但以晚间睡前为佳。

③月经期能否用药

没发现月经前、月经期、月经后用手心用药对疗效有什么影响，可以说，月经前、月经期、月经后用药都有效。

2013 年春季，有一个 17 岁的姑娘，用药后 1 周，面色由原来的晦暗，转为白净、红润、光泽，非常靓丽。过了几天，尚在在避风保养期间，来了月经，此后面色略微有些发暗，和病前——身体正常时候的面色一样，但不如用药后，来月经前的面色白皙、红润。但该患者其他症状均消失，与用药后来月经无关。

因此，我们认为：月经期间，可以用手心用药。

④用药次数

过去，每副药只用一次，一般只用一副药。如果用药十几个小时以上仍然无汗，可以取下药物。第二天晚间，换一副药，重新用一次，出汗后取下（我本人在亲身体会手心用药感受时，就遇到了这种情况）。其他有需要再用的，一般在数月以后用。这是以前的情况。

2013 年 4 月以后，一些患者不按要求用药，擅自改变用药方法，我们发现，不应该再受一副药只能用一次的限制。但是，在一般情况下，我们还是坚持每副药一次用完，只用一次。

一副药重复使用，令身体出汗的作用一次比一次减弱。详本书案例选编 4 - 1 袁某（第 167 页）、4 - 2 赵某梅（第 170 页）。

现在我们认为：用药后 3 ~ 4 小时以上全身出汗，取下药物者，只用一次即可。如果用药 1 ~ 2 小时内全身出汗，而且出汗较多者，可取下药物，次日依法用原来的药物再用一次，到全身出汗为止。一副药可以连用两三次，不主张用药次数再多。

（5）用药方法和步骤

①握药前的工作

患者用药前，先用热水洗手、洗脚，再用生姜擦两手心、脚心，接着把生姜捣烂，贴在两脚心上，包扎固定，然后握药。

用热水洗手、脚，生姜擦手心、脚心，都不是必须的。2010年以前，我们并不要求患者这样做，疗效也都满意。后来，为了加强药物的作用，增强温阳祛寒的效果，才让患者这样做的。目的是温肾助阳，利于心肾相交。用生姜后是否提高了疗效，尚无明确的结论，至少是没发现有反作用，所以沿用下来。

附言：根据文献记载和别人的经验，涌泉穴贴敷药物能治疗许多疾病，用药期间，有些患者还能出现一些反应，如自觉有气流向上、排气等。我们的手心用药患者，在用药期间，涌泉穴贴敷生姜后，患者均无上述或其他异常感觉，也没有副作用。

②用醋调药握药

做好前述握药前的工作后，开始正式用药：

先把药放在碗内，再把普通的食醋煮沸，趁热加入碗内的药物中，把药和醋搅拌成泥状，趁热放到患者两手心上（药必须接触两手心），让患者轻轻把药握住。然后用塑料袋或保鲜膜等包扎、固定，使两手保持握药状态。这样，患者可以安下心来，不用操心握药，不用担心入睡后松开手，使药物脱落。

如果不是把药握在手中，而是把调好的药物放在手心上，使药物充分接触手心，然后包扎固定，同样有作用。

习惯上，如果不是患者手指僵直，不能蜷握，或是怕影响"美"过的指甲，一般情况下，我们都是让患者把药握在手中，这是为了让药物更多地接触两手屈侧的穴位、经络。

调药用的醋，不加热、不煮沸，也有效果。我们强调先把醋煮沸，是为了加强祛寒通阳作用。如果患者是阳热体质，不妨用凉醋直接调药。有一例阳热体质的患者，用热醋调药，同样取得满意疗效。

除普通食醋、各种陈醋外，我们没让患者使用白醋或其他化学合成的醋。调药使用其他醋如何，估计问题不大，但我们没有比较过。这是因为普通食醋容易取得，也不昂贵。

有的患者用药后，全身出汗之前，手上出汗很多，汗和药物混在一起流出来，弄脏被褥，不能洗净。所以，需要先用塑料袋或保鲜膜等包扎。此外，最好用毛巾或纱布等，在腕部或腕后，沿包扎的边缘简单缠绕一周，使溢出的药物吸附或沾到毛巾、纱布上。

③握药时间

患者握药后，对握药时间的长短，没有非常具体的要求，原则上，用药到全身出汗就可以取下药物。

用药时的出汗，最好是全身微微汗出不断。全身出汗后，不立即取下药物，多用一会儿也无妨。

不要求全身大汗出或大汗淋漓，出汗过多也不好。因此，只要求全身出汗，特别是脚心必须有汗。因为在一般情况下，用药最后出汗的部位是脚心，脚心有汗出，全身其他部位也都出了汗。

很多患者，两小腿以下不容易出汗，脚心出汗就更难，尤其是慢性膝、踝等关节寒痛者、上火下寒的患者，这些患者如果脚心出了汗，全身其他部位都已经出了汗，甚至出汗很多了。所以我们强调脚心有汗后才可以取下药物。

患者中，手心用药时间最短者两小时，长者十几小时以上。一例用药时间最长——6 天，就是本书第 29 页说的那个住在呼市华建幸福村的姑娘。该患者虽然用药时间长、汗出多，但是疗效也很好，没有发生不良反应。

所以，只要求全身出汗，不要求出大汗。如果握药时间不长，又不是大汗淋漓，全身出汗后可以酌情多握药一会儿。

④不出汗怎么办

极少数患者用药十几个小时以上不出汗，这种情况下，可以让患者喝稀粥、姜汤或局部用热水袋等加热，或适当加盖衣被。如果还不出汗，次日再重新用药一次。这方面的第一例患者是杭锦后旗陕坝镇的一位老妇人，她因为关节疼痛，行走时需要拄拐杖。第一次用药，一夜无汗，我以为手心用药对她无效，感到遗憾，不打算再给她用药了。但是她的丈夫不甘心，说：“别人用药都管用，她咋就不行！再用一次吧。”我担心再用药仍然无汗，但又不好拒绝，只好又给她一副药。不料，第二次用药后，患者和其他用药患者一样出汗。后来，患者关节疼痛消失，活动、走路都恢复正常了，再也不用拄拐杖了，其疗效不比用药一次出汗者差。

2006 年 8 月初，我决定亲自体会一下手心用药的感受，即毛主席在《实践论》中说的“亲口尝一尝梨子的滋味”，第一次用药一夜竟没出汗。我的身体健康，没有什么疾病，平时出汗正常，如果不是几十年来经常用这种药物并收到疗效，如果是别人配成的药物，让我做试验用，我一定会坚决地否定它。但是，第二天又如法用了一次，终于出了汗。这样的事例是非常少的，作为"当事人"的我却遇到了，分析无汗的原因，可能和床的位置改变、温度偏低有关。

后来，又有一例患者，连续握药两个晚上，均无汗，只能以失败告终。

用药不出汗的患者虽然很少，但是应该不止于这两例。

（6）用药后认真养护

患者取下手中的药物后，就开始在室内慎避风寒湿、避免各种劳累等，养护一两周。一般为养护半个月，但无论如何，从用药的次日起，不能少于七天，能长一些更好。这直接关系到治疗效果，不可轻视。

（三）用药期间和用药后的反应及注意事项

1. 用药期间的反应

握药期间，如果室内不是太冷，一般都会出汗，在不增加衣被、室内温度正常的情况下，一般都有自上而下地、"潮乎乎"地微微汗出，持续不断。所出的汗，与平时出的汗没有明显的不同，不黏腻，也没有异常的气味，与我们当初想象的不同。迄今为止，我们没发现用药时出的汗，在气味、颜色、质地等方面有任何异常者。用药时不出汗或脚上无汗出者，可能会影响某些疗效。

握药期间，患者除了出汗外，很少有其他特殊感觉。

当年，我亲自给患者用药，然后守在患者身边，随时了解患者的感受。此期间，部分患者说，偶而感到全身不定部位跳动一两下，有的这儿跳一两下，过一会儿那儿又跳一两下，然后就不再跳动了。由于跳动感出现的时间短，很轻微，常被忽视。后来，我不再亲自给患者用药了，再没听说患者有上述感觉的。

再后来，有两例患者说，用药期间，还有其他反应：一例有手指关节疼痛数次，程度不重，每次持续 30 分钟左右自止，两脚底感到热，像火烤一样，但可以忍受，见本书案例选编 3－4（第 163 页）；另一例，用药后自觉两手心疼痛不适，"浑身难受"，但能坚持，见本书案例选编 4－1（第 167 页）。这两例患者疗效都很好。

2. 用药后的反应

手心用药的患者，取下手中的药物以后，要出现一些反应和症状，这些症状的表现、持续的时间各不相同，最常见的有以下几种：

（1）汗出停止或减少

取下手中的药物后，多数患者的出汗就会立刻或逐渐减少、停止，少部分患者还继续出汗，持续几小时到几天不等。有些患者在用药后的几天内，进食、饮水、稍活动，都会有汗出。

如果用药后出汗仍然很多，可以用五倍子粉末用唾液或温水调成泥状，敷于肚脐内，固定。

（2）对风寒湿等异常敏感

多数患者取下手中的药物后，对风寒湿等极为敏感，能明显地感受到平时感受不到的微风、微寒，而且非常怕风、怕冷。例如一些患者用药后，在关闭门窗的房间里，能知道外屋的门开了。这是外屋门开了之后，室外的冷空气进到外屋，又透过关闭的里屋门的微小缝隙，进到里屋，被患者感受到了。这些本来是微不足道的凉风、冷气，正常人和患者在平时是感受不到的，而用药后就能明显地感受到。这种情况，不是个别的。

还有的患者说：用药后，身边有人翻书、叠被子，就感觉好像有人用扇子在扇风一样。

此外，用药后数日内，多数患者不耐寒热，穿的衣服稍多、进食、饮水，就感到热、出汗，少穿一件衣服，又觉得凉。因此，应该注意随时加减衣被，既不能捂得汗出不止，又不能受风受凉。有的患者在炎热的三伏天用药后，竟然明显地怕冷，严重者，不得不穿棉裤。

这是用药出汗后，全身腠理洞开，体表"门户开放"的缘故，诚如《素问·风论》所述："腠理开则洒然寒。"腠理洞开，体表"门户开放"，外邪容易乘隙而入，所以非常容易感受外邪，患者极需要注意防护。

自我保护是机体的生物学本能，患者出现怕风、怕冷等症状，是机体出于自我保护的需要，并提示患者应该加强防护，避免风、寒、湿等外邪乘隙而入。

用药时、用药后养护期间，室内不可以开空调、换气扇，以免产生气流，因而受风。后面将举例证实。

（3）疲乏无力

手心用药患者取下药物后，可出现疲乏无力等感觉。每个患者的疲乏程度、持续的时间各不相同，因人而异，仅少数患者没有明显感觉。

在握药过程中，患者并不觉得疲乏。取下药物后，往往会出现程度不等的疲乏——这是我们开始搞手心用药时，根据患者感受得知的情况。那时候都是白天用药，取下药物后，患者没有睡觉，头脑清醒，能立刻感觉到疲乏。因此，一位用过手心用药的老太太说："这（手心用药）就像（产妇）生娃娃一样，生下娃娃之前，咋'折腾'也没事，孩子一生下来，立刻就没劲了。"

后来，我们将用药时间改为晚间，取下药，患者继续入睡，入睡后不知道疲乏，第二天才有感觉。

从表面上看，手心用药后，患者在家里休息，什么也不做，似乎很安逸。实际上，他们的体内并不安宁，也不一定舒服，疲乏就是表现之一。这里对出现疲乏的原因探讨如下：

用药后，全身要恢复各组织器官的正常生理功能，奋力祛邪，在这种情况下，机体出于生物学本能，很自然地作出最佳选择，其中一项是调整体内气血运行的分布。调整后，全身的气血首先流注于体内最需要气血濡养的部位，即祛邪、康复的"第一线"，使该部位得到充足的营养，以保证战胜病邪、康复的需要。

由于气血主要流注到机体内部最需要气血营养的部位，于是运行于四肢、体表的气血相对地减少了，肢体得不到充足的气血营养，所以感到困乏。这与《江苏中医》杂志1964年第10期发表的《关于附子乌头的性能及其在肝病中的应用》中论述的用药后疲乏的道理一致。该报道说：……肝病，其病理特点是肝气郁结，逐渐引起肝血凝涩，进一步发展，气血凝结，成为积聚，宜用乌头、附子等通壅之品。用乌、附后，能迅速减轻或消除肝区疼痛，肝大迅速缩小，肝功能改善。但服药后常见肝区疼痛加重，患者乏力加重，有的患者诸证悉退而乏力不解。这是乌、附通壅后，肝藏血之功能渐复，气血荣于肝经，肢体暂少荣养所致，待到中宫健运，气血自然渐充后，乏力即消。

为什么患者握药时不觉得疲乏，取下药物以后觉得疲乏，还有的取下药物以后，过一两天才开始感觉疲乏？对于这个问题，只能作如下推测：

患者用药时，主要是"君主之官"集中精力下达指令的过程，全身各个部位还没有"投入战斗"中，气血的分布，还没有像前面论述的那样，按需要调整，因此患者还没有疲乏的感觉。

手心上的药物被取下后，心脏指令的传递暂告一段落。接下来是全身各部位立刻按照"君主之官"的部署、指令，开始实施紧张的"调理"工作——扶助正气、祛除邪气等等。这期间，全身的气血主要流注到机体内部正在执行指令的"第一线"。此时，体表、四肢等其他部位，在气血荣养方面，处于次要部位，因而不能保证充足的气血供应，于是感到疲乏。这也是生物学本能的一种自然反应。

此外，用药后体内邪正斗争很激烈，斗争过程中，必然要耗伤正气，正气受到损耗，也会产生疲乏等症状。

为什么年龄大、身体情况差、病情重的患者用药后疲乏比较重，持续时间也长，年轻、体力好、病情轻者，疲乏程度轻，持续时间短？这主要是年轻人生机旺盛，体质也比较好，或病情不严重，全身健康状态相对好一些。相比之下，他们的正气不是特别虚，气血也比较充足。充足的气血不仅能够满足战胜病邪、恢复健康的需要，而且能够满足或基本满足四肢等其他部位的需要，所以疲乏不严重或不感到疲乏。此外，由于正气充足，用药后在邪正斗争、康复机体等过程中，体力消耗程度不是太大，肢体不十分缺乏气血荣养，因此，疲乏不明显或不严重，恢复也快。而年龄大、体质差、久病、病情严重的患者，则相反。

用药后，特别是疲乏期间，患者不耐劳累，应该尽可能地保存体力，少活动，不要操持家务，哪怕是举手之劳的家务活，也尽可能不干、少干。还要安心静养，切勿郁怒、劳心。也不能长时间看书报、电视、电脑、手机（最好是都不看），否则劳伤眼睛，近期难以恢复。这不是危言耸听，后面将通过案例证明。

（4）症状加重

前面已经论述过，患者用药后，一些疾病症状可能有程度不等地暂时加重，这是一种正常反应，原则上不必进行治疗，任其发生、消失，但应该提前告诉患者。以下介绍几例用药后症状加重的典型案例：

①家住呼市机床附件厂的兰某，50多岁，因关节疼痛用药。用药后关节疼痛加重，自以为治不好，反而加重了，吓得哭起来。她爱人没办法，让我到她家给"看一看"。我去了，只是告诉她，这是用药后的正常反应。她放心了，没用任何处理，后来痊愈。

兰某的女邻居赵某，30多岁，也有关节疼痛，见兰某治愈，她也用了手心用药。她在治愈后告诉我：她用药后，关节疼痛很快就减轻了，没有出现疼痛加重等反应。她以为，用药后疼痛不加重，治疗就无效，这样，她的病就治不好了，因此，她竟急得哭了。

由此可见，用药后症状加重与否，因人、因病而异，不能一概而论。

患者用药后，对症状加重的承受能力与精神状态有关系。如果有精神准备，坦然对待，一般都能承受。

②梁某某是回族，当年作为知识青年，和汉族同学一起下乡。由于在下乡期间饮食失宜，寒温失调，得了严重的胃病和关节疼痛等，回城工作后，已经相当严重，久治

不愈。

手心用药后，她首先是胃痛加重。她遵医嘱，坚持忍受胃痛而不服药。我在随访时见她胃痛得难以忍受，不忍心让她再继续受胃痛的折磨，于是让她继续服胃舒平片——宁可影响对疗效的观察、总结。不料，患者服了两次胃舒平后，胃痛仍然不止，也不见减轻，与此前服胃舒平的结果完全不同——过去，她胃痛服胃舒平片是有效的。

出于对我和手心用药的信任，她索性不再服胃舒平，更不用其他任何药物，坚持忍受胃痛的折磨。数日后，胃痛逐渐缓解、消失，此后，再没发生。

患者胃痛消失后，饭量大增，原来每顿饭只能吃半碗面条，现在要吃两碗，甚至还不够。事后，她爱人悄悄对我说：当时"把我吓坏了，我以为她这是'回光返照'了呢！"由于饭量增加、消化功能恢复，患者全身健康状态和体力都很快地改善了，用药后第一个月自查体重，竟增加了六斤。

不久后，她怀孕，足月顺产一子。她告诉我："我怀孕期间，挺着大肚子在厂里干活，也比用药前轻快！"

20 多年后，有人问我："手心用药对生育的孩子是否有影响？"于是，我带领问话者到梁某某家再次家访。梁某某非常高兴，并拿出她儿子的照片给我们看。从照片上看，她儿子非常健壮，在呼和浩特飞机场工作。我们在编写本书过程中得知，她用药后身体一直很好，她的儿子早已当了父亲。

③住呼市东乌素图村的王某，女，60 岁，2009 年 4 月用药，用药前有头晕、食欲不振等，用药后该症状加重。

她女婿在电话中斥责我："你怎么给治的？原来能下地，现在地也下不了啦！原来能吃几口饭，现在一口饭也不想吃了！"我解释，他听不进去，我只好告诉他：不放心，可以到医院去。回答仍然是那么生硬："医院去了，没病！"后来，该患者的邻居对我说：病人好了，那个患者家的人后悔了，说是对大夫太不礼貌了。

④我家的朋友，理发师许某某，她本人、女儿、婆婆、姐姐、外甥及其周围的一些人都用过手心用药，她的体会是：年龄大的人，用药后旧病症状加重得非常严重（年龄大者疾病多，身体差之故）。建议60岁以上的老人，不要用手心用药。还说，她的婆婆在70多岁时，用过手心用药，用药后，一些老病症状加重得非常严重，简直不能忍受，怕我着急，没敢告诉我。2012年夏天，她又说，她婆婆已经80岁了，用药后身体很健康，再没有什么毛病，连头疼脑热、感冒也没有，现在吃饭比她吃的还多，健康状态比她还好。

手心用药后患者其他症状加重时，往往只有头脑清醒。其原因：脑为元神之府，是行使"君主之官"生理功能的重要部位，头脑的思维活动、清醒与否，是心藏神、主神明的具体表现。只有头脑清醒，"君主之官"才能很好地"主神明"、正常工作。

出于生物学本能，手心用药后，心脏首先要全力解决自身的问题。改善、加强心藏神、主神明等一系列的功能和作用，包括元神之府的功能，故需要保证头脑的气血供应，使之清醒。

用药后其他症状加重的时候，惟有头脑清醒。这也是自然形成的生物学反应，是生理需要。只有这样，用药后在体内进行的邪正斗争、康复过程中，作为"君主之官"的心，才能很好地主神明，发挥统帅作用。

前面说过，在某些特殊情况下，机体的气血运行、经络的传导、其他各方面的供应等，首先要保证最重要、最需要的部位，使之有充足的"后勤保障"，充分发挥作用。手心用药后，"元神之府"作为最重要的部位也不例外。因此，用药后头脑得到了足够的供给，保证了工作的需要，这样为头脑的清醒提供了物质基础。

归纳起来，用药后头脑清醒，一是出于生物学本能，生理需要，二是元神之府——头脑，作为重要器官，有相应的气血等营养保障。

（5）旧病复发

有些患者第一次用手心用药后，不仅原本的疾病症状加重，早已经治愈或消失多年的疾病症状又出现了。这是康复中的正常反应，不是坏事，也不要紧张，例如：

①前面（45页）提到的内蒙电力二处一位女工，宫外孕手术后，遗留头疼。用药后，头疼症状又出现，其性质和程度与当年一样，甚至更严重。持续数日后，头疼才自行消失。自此以后，该头疼再没发生。

②查某，用药后竟发生抽搐，家属十分紧张，在深夜打电话询问，并否认有抽搐病史。我找不出原因，家属不悦。后来，抽搐自止。再后来，患者非常抱歉地说：她年幼时得过"抽风病"，家里现在的人都不知道。

③一位铁路职工，住呼市四合兴铁路小区，此前得过化脓性中耳炎（早已治愈），手心用药后，该患耳竟流了两

天脓，然后自行消失，再没发生。

值得一提的是，患者第二次用药后，早已经治愈的旧病症状一般不再出现，即使出现也轻。除非是第一次用药没按要求用药、防护，祛邪不尽者。如王某秀，见本书案例选编 4-4（第 175 页）。

有的患者用药后，出现了前所未有的症状，这可能是手心用药防治"未病"所致，详本书第 46 页。

（四）用药后养护方法及注意事项

有人讲，手心用药后的慎避风寒湿等养护，和女人"坐月子"一样。确实如此，而且更严格，具体做法和要求如下，必须强调患者认真对待。

1. 慎避外邪侵袭

前面说过：手心用药后短时间内，很容易受到外邪侵袭，必须认真防护。否则，不仅影响疗效，还可能使一些疾病加重，甚至发生新的疾病。避风静养期间，无论什么季节，都应该关好门窗，如果多人生活在一个房间里，别人嫌室内空气不流通，不得不开窗时，应该先拉上窗帘挡风，绝对不能让风直接吹到患者身上。如果在楼房居住，需要开窗透换空气，患者应该先到关闭门窗的其他房间去，等换气后关好居室门窗后再回来。

以下案例，说明手心用药后，慎避风寒湿是多么重要。

（1）卓资县旗下营镇的一个类风湿病患者，第一次用药后，其他部位的疼痛、肿胀均消失，仅左手拇指掌指关节和左足拇趾掌趾关节有轻微疼痛。为了彻底治愈，半年后又用一次药。不料，第二次用药避风养护期间，有一天入睡后蹬开了被子，因而受凉，继而全身关节疼痛加重，如同第一次用药前的状态。第二次用药后，由于受凉，疼痛加重，不如不用。

（2）鄂某燕，关节疼痛，手心用药后，在养护期间，见保姆擦的地不干净，于是穿上拖鞋下地，用手去拧墩布上的水。由于两手接触了凉水，患者关节疼痛用药无效。

（3）贾某玉，夏天用药。用药后第四五天的时候，他以为天气不冷，无妨，于是到室外厕所大小便。有一次，隐约觉得臀部有些凉，结果臀部、会阴、两大腿内侧等处皮肤开始瘙痒，并发生人工性荨麻疹。详本书案例选编3－2（第161页）。

（4）周某，50岁，2015年11月30日夜间用药，次日早晨去厕所时，适逢其爱人打开了卫生间的窗户，虽然她没有感到受风受凉，但是发生了两肩疼痛。

（5）张某秀，女，59岁，因头痛、咽喉干燥及灼痛、心悸胆怯、烦躁、易怒、半夜醒来不能再入睡、乏力、怕冷、便秘、食物返流等不适，于2016年3月3日晚间用手心用药9.5小时。用药后自觉上述症状很快减轻，晚间能熟睡一夜，全身舒适。不料，第三天，去卫生间时打开了换气扇。打开前，她曾担心打开换气扇后，可能有风吹到身上。但又想，换气扇转动后，气流是向上、向外的，不会向下吹到身上。打开换气扇的当时，她也没有感觉到有任何气流吹到身上。不料，当天她就感到全身不适，后半夜又不能入睡了……3个月后随访，她仅怕冷的情况有所改善，其余症状均无改善。

（6）有两位年龄分别是33岁、43岁的女患者，用药

时间分别是 2016 年 12 月 25 日、2017 年 11 月 14 日。她们
在用药后养护期间，穿了棉拖鞋下地，拖鞋没有包跟，足
跟露在外面。当时不觉得怎样，不久后均发生两足跟凉、
疼痛。

居室是水泥地面或地板砖地面者，用药后最好少下地，
下地时最好穿厚底拖鞋或棉鞋。

再次强调：有条件的患者，用药后尽可能酌情多避风
养护几天。避风养护结束后，外出时还应该适当做好防护
工作，慎避风寒湿。

2. 安心静养

手心用药后在室内慎避风寒湿、安心静养期间，要注
意保存体力和精力，避免各种操劳和不必要的消耗，必须
认真对待。

（1）保持良好心态

用药后，患者的身体处于一个"大转变"的"非常时
期"。应该特别注意保持良好心态、精神愉悦、不劳心耗
神，避免各种精神刺激，不耗费体力，保持体内、外的安
宁，同时，全身各部位也都不要受任何干扰，使心脏集中
精力行使"君主之官"的职责。以便很好地统帅、协调全
身恢复正常的生理功能，战胜疾病。

前面说过，情志活动主要归属于心，所以情志所伤，
首先伤及心神。平时，一般的情志刺激，只要不超越生理、
心理的适应范围和调节能力，对身体的影响并不大。但是
在用药后的"非常时期"则不然，操心、劳神、郁怒等都
会产生对心神非常不利的影响，其伤害程度要明显重于平
时，甚至重于平时几倍或更多。不仅干扰了"君主之官"

发挥作用，还影响了相应的脏腑调和、气机通畅、血脉流通等等。用药后心态欠佳、郁怒、劳神等精神刺激，不仅影响疗效，甚至会加重病情。这样的案例很多，不再列举。

用药后情志刺激以郁怒为多，因此，这里再次强调用药后要特别注意。

（2）切忌过劳

手心用药后，机体内部既要调理、整顿，同时还要战胜病邪。这时候，不仅需要加强营养、安心静养，还需要保存体力，避免各种不必要的消耗。如果参加体力劳动（即使是很轻微的劳动）、读书、看报、看电视、玩电脑、受噪音刺激等，都会增加全身或有关部位、器官的负担，使之疲劳，耗损加重。一些在平时是无所谓的日常小事、简单的家务活，在此"非常"时期，耗损程度都不容小觑。因此，应该让患者特别注意，否则不仅不利于全身的康复，还会对相应的器官造成损害。例如，用药后长时间看手机、电脑、电视等损害了视力，噪音刺激诱发了耳鸣等。这方面的案例，后面案例选编中将作介绍，不再赘述。

手心用药后，在室内静养期间，要保持良好心态，不能郁怒、操心、劳累。可以酌情下地活动，最好是啥心都不操，啥活也不干，电视、电脑、手机都不看，也不能读、写、算，更不能过劳。以下几例的教训，当引以为戒：

①陈某英，见本书案例选编 2 - 4（第 152 页）。患者第一次用药后，不认真养护，照常干家务活，第二天还开汽车外出一次。结果，全身疾病稍有改善，同时又出现一派阳亢热盛症状，直到第二次用药后才消失。

②张某柱，平时忙惯了，在家闲不住，用药后避风养

护期间，和面，蒸馒头，不停地干家务活，结果慢性阑尾炎不能及时治愈。详本书案例选编 3 - 4（第 163 页）。

（3）避免郁怒

实践证明，用药后郁怒是手心用药治疗无效的原因之一。因此，患者用药后切忌郁怒，谁也不要惹他生气！如果他不高兴、发怒，无论是否有理，大家都要忍让，切不可与其针锋相对，否则影响疗效，甚至不如不用。例如：

①前面介绍的，手心用药治疗糜烂型口腔黏膜扁平苔藓的第一例，疗效很好，但遗留豆大溃疡不愈，后来究其原因，与用药后经常生气有关。

②李某，女，26 岁，因人工流产后调摄失宜，招致全身关节疼痛以及心悸、胆怯、易怒、胃痛、纳差等许多疾病和症状。用药后避风期间，生了两次气，其中头一次非常严重，气得她发抖。两个半月后随访，所有症状无一缓解，其中怕冷和容易动怒比用药前更严重了。

③李某兰，女，50 岁，住呼市巴彦镇。患者后背疼痛、右腿有蚁行感、胃痛、爱生气、心悸胆怯、怕惊吓、冬天怕冷、春夏手足心热等。按要求用药后，自觉症状有所减轻，很舒适。但是用药后第 6～7 天时生了一次气后，又感到不适。用药后 16 个月随访：背痛、右腿蚁行感同治疗前，胃痛比用药前加重，其余症状均减轻。患者自己也说，如果不是因为生气，疗效会很好。

④毕某梅，见案例选编 2 - 5（第 157 页）。第一次用药治疗 1 年后来诊，诉：用药后，由于郁怒影响了疗效——有些症状无效，有些症状加重。第二次用药后近 3 年，电话随访：由于用药后按要求用药、防护，没生气，

疗效满意。

⑤翟某芬，女，49岁，单身。因类风湿、心肌缺血、左心室肥大、过敏性哮喘、慢性咽炎等疾病，用手心用药治疗。没有人照顾她，于是她在用药前雇了一个姑娘负责给她做饭，帮她做好养护工作。结果事与愿违：这个雇来的姑娘，什么也做不了，不仅不能尽职尽责照顾好患者，反而需要患者去给她做饭，伺候她。患者等于花钱雇了一个什么也不能干的"阔小姐"供养，其心情可想而知。由于心情不好，治疗后患者仅少数症状略有减轻。她自己总结说："不是药物不对症，是我没打对（护理、调养）好"。

（4）注意护眼

改革开放前，手心用药后患者没有机会接触手机、电脑、电视机，因此没发现用药后需要保护眼睛的问题。电视机、智能手机、电脑普及后，有的患者用药后长时间地看，结果不同程度地损伤了眼睛。自此，才引起重视。现在，这个问题早已经到了非重视不可的地步了。

必须强调：用药后养护期间，不要用电脑、玩手机、读书报、看电视等。但仍有人抱着侥幸心理，不以为然，直到发生问题，才悔不当初。

为了引起重视，这里除了再三强调外，再举案例证实，如下：

①住呼市东门外的一位女患者，在寒冷的冬季用药后，避风养护一个月，这一个月在家没事，成天看电视。后来出门，一见风就流泪，甚至睁不开眼睛。去北京到全国著名眼科医院诊治，没有查出问题，结论是"无病"。

②潘某华，用药后情况很好，诸症消失，遗憾的是，避风期间，她用了几次电脑，以致两眼不适，一年之后才逐渐恢复，详本书案例选编 1 – 11（第 142 页）。

③陈某英，用药后看手机过劳，致两眼疲困不适，经久不愈，详本书案例选编 2 – 4（第 152 页）。

④内蒙古师范大学一个学生，用药后看了几天手机，眼睛累得难受了，才想起我们的劝阻，立刻停止看手机。所幸劳累程度不重，患者年轻，康复能力强，休息几天后逐渐好转。

（5）避免噪音刺激

一位患者用药后在室内避风静养期间，由于受到室内两个民用电表发出的轻微声响刺激，诱发耳鸣。详本书案例选编 3 – 3（第 162 页）。

可见用药后还应该避免噪音刺激。实际上，手心用药后全身任何部位都不能过于劳累、受刺激，以免留下后患。

3. 在室内养护的时间尽可能长些

患者用药后，需要在家安心静养、防护几天，以便恢复元气，战胜疾病。原则上，用药后最好多养护一些时间。具体时间，根据患者的全身状态、季节、气候等情况酌定。前面说过：从取下药物后次日起，避风静养的时间，无论如何，不能少于一周，一般要安心养护半个月。久病、多病、年老、体弱者，时间再长些更好。如秦某泰，详案例选编 1 – 10（第 140 页），用药后在室内静养两个月，不但全身健康状态明显改善，几十年的气管炎治愈，前列腺增生的症状也明显减轻了。

室内养护结束后，外出时还应该适当注意防护，慎避风寒湿侵袭，同时也尽可能不要过劳。因为体内的邪正斗争、正气和体力恢复等，还没完全结束。

4. 注意饮食

（1）加强营养

用药后的养护期间，看起来患者在休息，什么也不干，很安逸。事实上，患者体内并不消停，在奋力康复、战胜病邪等，只是看不见而已。所以，这对患者是一个很重的、外观上见不到的消耗，故需要加强营养补充。对这个问题的重视，是受了一例患者的启发：

改革开放前，由于物资匮乏，很多生活必用品都要凭"票"或凭"本"限量供应。呼市普通市民粮油供应情况：平时每人每月27斤粮食，其中多数为3斤白面、1斤大米，其余为玉米面等。每月3两植物油。凭票供应半斤到一斤肉，逢年过节才能多给一点。所以只能解决温饱，谈不上加强营养。

著名蒙古族长调歌唱家哈某布的老伴——郝某老，因受冻患了关节疼痛。

我公开搞手心用药后，郝某老和几个年龄相仿的女人先后用了药，都是治疗关节痛。相比之下，郝某老的病情虽然很重，但恢复得最快。在总结、分析其原因时发现：我在她家给她用药时，见她家墙上挂了一串串奶豆腐，知道她吃的食物是以奶制品为主。其他患者都是普通市民，按普通市民标准供应粮油，这样，她们用药后所摄取的营养无法和进食奶制品的郝某老相比。因此，郝某老康复得快，她们康复得慢。由此，我开始重视用药后加强营养问题。

（2）忌食生冷

手心用药后，忌食生冷食物、饮料，这也是从实践中吸取的经验教训。下面仅举印象最深的三例证实：

①呼市电声器材厂的回某琴，因关节疼痛于 1978 年 7 月手心用药，她母亲见她在炎热的季节中，住在炎热又密闭房间里"避风"，怕她上火，给她做了凉粉吃。当她吃了第二口凉粉，还没等咽下，就觉得关节发凉，因此不敢再吃了。尽管她只吃了一口，尽管她接下来仍然继续按要求在屋里防护、保养，但是关节疼痛还是没有治愈。后来，又用了一次药才治愈。

②20 世纪 70 年代末或 80 年代初，住呼市大巴坑的一个 20 岁左右的姑娘，因腰疼等用手心用药。用药前还有食欲不振、不知饥饿等。用药后养护期间，家里别人都上班去了，只有她一个人在家。用药后一两天，她突然觉得饿了，于是到伙房找吃的。她发现笼屉里有吃剩下的莜面，热也没热一下，拿过来就吃。不料，刚吃了一口凉莜面，第二口还没等咽下，立刻觉得腰部发凉，吓得她不敢再吃了。幸好没多吃，也许是患者年轻，康复能力强，后来，腰痛等症状都治愈了。

③患者为 34 岁女性，因形寒肢冷、胸闷易怒、消化不好等，于 2019 年 5 月 27 日夜间用药 3 小时 20 分钟，全身出汗后取下药。次日，即 5 月 28 日，下午两点钟，吃了一个核桃大小的西红柿。吃前，把西红柿先用热水烫了一下，外面不凉了，可是里面还不热。吃完两小时，患者发生肠鸣片刻。当日晚间，又如前法用药 3 小时，再无不适。如果不再用药，疗效会受到影响。

可见，用药后绝对不能进食凉食。凉食如此，饮料、水果等也属禁忌。也不要进食不太热的食物、饮品。

应该叮嘱患者，不要贪图一时之快，抱着侥幸心理，面对可口的凉食、冷饮，贪吃、贪喝。切勿因小失大！

如果在平时，进食生冷食物，无所谓，手心用药后则不然，故强调用药后绝对不可以进食生冷食物，包括饮料、水果等。有些患者用药后，耐不住雪糕、饮料、水果等的诱惑，结果悔之晚矣。

用药后，机体内外对寒冷极为敏感。进食生冷食物，相当于寒邪直接进入体内，损伤阳气更甚。其结果不亚于外受寒邪，甚至更严重。

（3）忌刺激性食物，皮肤病患者还要忌食"发物"

手心用药后短期内，患者不要进食辛辣刺激性食物。有一位男士用药后第 10 天，进食少许辣椒，结果全身不适，甚至大小便排出困难。这虽然是极个别情况，当引以为戒。

实践证明，皮肤病患者，尤其是过敏性皮肤病患者，进食海鲜等"发物"、辛辣刺激性食物后，症状往往加重或复发，应该注意。

有报道说，"发物"进入体内后，能使机体变态反应功能发生紊乱，使过敏性疾病加重。皮肤病多数与过敏有关，故嘱患者忌食"发物"及刺激性食物。

辛辣刺激食物、"发物"等进入体内，容易生湿、生热、生痰，影响脾胃等脏腑的正常生理活动，特别是在手心用药后的"非常时期"。

5. 忌房事

前面说过，用药后静养期间，任何劳累、干扰，都不利于康复，房事也不例外。更何况在此"非常"时期的房事，即使不过度，对肾的损伤和影响，以及对机体的康复、对治疗效果的负面影响，都是加倍的。

为慎重起见，手心用药后静养期间，应该忌房事。

六、案例选编

这里选编的案例共五类：

一类是疗效比其他疗法好的，但病例数不多，仅供参考。

另一类是患者不按要求用药及养护，疗效不满意，后来按要求用药、养护，取得了满意疗效，提示按要求用药、养护的必要。

第三类是患者不按要求用药、养护，疗效欠佳或增添了新的疾病。再次证明必须按要求用药及养护。

第四类是患者用药时擅自改变了用药方法的案例，药物没离开手心，有一定疗效，可供参考。

第五类是两例用药后有比较特殊反应的患者，客观上证明本疗法有调畅气机等作用。同时也印证了《内经》中，心在志为喜、"神有余则笑不休""心在声为笑"等论述。

由于水平、条件、原始资料的缺失，以及其他各种原因等，这里列举的案例，在格式等方面，很不规范，会令人见笑。因此，只能说是如实介绍事实，供参考而已。

本书列举的案例都没有舌、脉的记述，其原因：一是手心用药的患者，都是亚健康状态下的慢性疾病患者，他们没有典型的舌象、脉象变化。二是，很多患者来诊查、取走药物后，一时不能用药，需要等到有用药条件后才能用，这期间，患者的舌、脉可能有变化。三是患者的复查时间，多在用药后很久。这期间，舌、脉又有可能发生变化。所以，患者用药前、后、复查时，一般不查舌、脉，病历中也没有记录。

本书以下列举的案例侧重于患者用药前后的疾病、症状的变化及用药后的反应。

（一）案例精选

1-1 急性粒细胞性白血病

1980 年，我在内蒙古医科大学附属医院工作时，医院检验科一位同志的弟弟，是 10 岁的男童，患急性粒细胞性白血病，各种疗法治疗效果不佳，试用手心用药治疗。

患者的症状表现：精神不振，少气懒言，每天只能迷迷糊糊地躺在炕上，什么都干不了。化验血色素只有 0.5 克，面无血色，如同白纸。

手心用药治疗情况和结果：患者停用其他疗法和药物，单用手心用药，共用药两小时，全身出汗后取下药物，然后慎避风寒一周（当时患者用药后都是在室内养护一周）。

其兄每周定期为其查血象一次。结果示：血色素每周增加 1 克。其兄在高兴中，让检验科的其他同志分别检验，均无异议。

随着血色素的增加，患者面色红润、有光泽，同时体力增强，可以抱着孩子上炕、下地玩耍。

当血色素增加到 6.6 克后，就不再增加了，其中一个原因是出血。

患者血小板数一直很低，用手心用药也不能增加，所以几次鼻衄不止。出血后，予以输血，结果，输血后引起更大量的出血，出的血量比输入的血量还多。最后一次输血后，由于出血更多而死亡。

按：

（1）就医院的条件、水平，患者的诊断应该是没有问题的。

（2）患者用药后全身状态明显改善，体力增强，血红蛋白增加，面色红润，说明本疗法对患者的贫血、全身状态的改善有效。但不能增加血小板数量。

（3）该科姜主任很重视这件事，并约我谈了一次。认为这种疗法有效，值得深入研究，她想和医院领导讲：希望医院拨出几张病床，用于对该病和手心用药的观察、研究。

我知道，当时医院的床位非常紧张，各科室普遍不够用，增加一张病床都很困难，在这种情况下，是不可能给我拨出几张床的。另一方面，我很清楚我的处境和地位：我还年轻，才获中级职称，编制又不在医院，我能在医院上班工作，是有关科室人手不够，叫我去帮忙的。此外，如果医院和我们系领导联系，讲这个问题，由于本书后面附录（三）所说的原因，中医系的领导们不会支持。因此，我说明了原因，谢绝了姜主任的好意。姜主任虽然觉得遗憾，但还是很关心我这种疗法，她认为这种疗法应该能降低血液的黏稠度，对心脑卒中引起的半身不遂等有效，还把她收集的有关资料拿给我看。

我由衷地感谢姜主任，但是，检查治疗前后的血液指标变化，患者在治疗前还可以配合检查，用药后就不肯配合了，不是嫌花钱（化验费当时只有几角钱）就是怕抽血时引起疼痛，有的竟然心疼那抽出的几滴血。所以，观察几例，不了了之。

1－2 三叉神经痛

患者李某兰，女，81 岁，是我一位中学老师的夫人。

现病史及目前症状：2011 年 5 月，无明显原因，患者突然发生全部牙齿剧烈疼痛，找不出牙痛的具体位置，每次发作几分钟后自止，发作无规律。间歇期无症状，间歇时间为数日到十余日不等。服"颅痛宁"有效，并可以延长间歇期，其他止痛药无效。

疼痛发作时不能说话，特别是不能大声说话，"张不开嘴"，影响进食，不能洗脸、刷牙、生气、着急、进食刺激性食物，尤其是不能饮酒。摩擦局部可减轻疼痛。无疼痛性抽搐，上下唇、鼻翼外侧、舌侧缘均无敏感区域。在通辽市某医院确诊为"三叉神经痛"。

用药时，疼痛正在发作期，症状如上述。

用药情况、电话随访结果：2013 年 2 月 25 日（时为患病近 1 年零 10 个月）夜间用药 7 小时，除两小腿无汗外，全身均有汗出。取下药物后感觉疲乏，牙痛减轻。

2013 年 3 月 6 日，用药后第 9 天，诉用药后 1 周内，牙痛偶有发生，疼痛程度减轻，每次发作，疼痛持续 10 分钟左右。用药 1 周后，再没有发生疼痛。

用药 17 天到 6 年后，多次随访，疗效巩固，饮酒、进食原来引起疼痛加重的各种食物，也不发生疼痛。而且体力、精神状态均比用药前好。

此外，深圳一位 76 岁的女患者，2008 年由别人代取一副手心用药，治疗其他疾病，不料三叉神经痛也随之治愈，治愈后 4 年随访，疗效巩固。

按：三叉神经痛，诊断不难，我们虽然没亲自检查患者，但对该患者的诊断并不怀疑。对于三叉神经痛的治疗，目前尚无十分满意的疗法和药物。患者用本药时，虽然年龄较大，但疗效满意。

1-3 肾炎

患者鲁某，男，8岁，呼市图书馆闫某之子。

患者因尿少、浮肿5天，于1984年10月11日在本院附属医院儿科诊断为"急性肾炎"，收入院治疗（住院号227827）。治疗好转后，于同年12月26日出院。出院前尿检：尿蛋白（±）白细胞（10-15）红细胞（10-15）。

患者住院期间，本书第二作者正在该病房工作，常给患者开中药治疗。患者家长认为中药疗效好，出院后，多次来我家找她开中药（患者已无明显浮肿）。后来，患者停服其他药物，单用手心用药试治。此后，家长再没有与我们联系，我们也无法和他们联系，故以为患者用药无效。

多年后的一天，见到患者的母亲。据她说，患者手心用药后，停用其他药物，肾炎逐渐好起来，后来"什么病也没有了"。现在，个子有他爸爸那么高了。

又过了几年，我见到患者的外祖父，谈起患者的情况，说是身体很好，正在内蒙古财经学院上大学。

按：患者用本疗法前用过其他药，其病是在用过其他药物的基础上治愈的。患者的家长在后来的陈述中，首先肯定了手心用药的疗效。可见，手心用药对患者的肾炎有效。

1-4 色素性紫癜性苔藓样皮炎

患者赵某，男，25岁，包头市供电局工作。

初诊时间：2011 年 8 月 16 日，由其亲属介绍前来诊治。

自诉：3 个月前两小腿无明显原因发生皮疹，伴有轻度瘙痒。

检查：两小腿对称发生棕褐色斑片，略有隆起，形状不规整，有少许鳞屑。

诊断：色素性紫癜性苔藓样皮炎

治疗及随访结果：2012 年 12 月 29 日随访，谓取回药后，按要求用药，用药后无明显的异常反应和变化，皮疹消退前无加重等表现。用药后两周左右皮疹消失，至随访时已经是 1 年零 4 个多月了，一直没复发。

用药 4 年后，见到其亲属，谓疗效巩固。

按：由于患者的电话号随工作地址变动而更换，无法及时用电话随访。几经辗转，终于在一年后联系到本人，详细情况，患者已经记不清楚了，但肯定了手心用药有效。

1–5 局限性硬皮病

患者秦某会，女，64 岁，我大儿子一个同学的岳母，住呼市。

初诊时间：2007 年 6 月 2 日

自诉：无明显原因，患硬皮病 4 ~ 5 年，无自觉症状。

患者其他疾病、症状：左肩疼痛，已经 30 余年，为产后调养失宜引起。此外还有低血压、心悸、胆怯、有时发生头疼等。

检查：皮疹发于颈部、胸部、背部、小腿等处，为多个大小不等的皮疹，皮肤萎缩，表面光滑，其中左小腿条索状皮疹最大，约 7 ~ 9cm × 1.5 ~ 2.5cm。

诊断：局限性硬皮病

随访结果：患者用药后，偶遇其婿，问及其硬皮病情况，回答是："治好了。"

5 年后，2012 年 6 月 29 日，电话随访：手心用药后，前述疾病均已治愈。特别是多年的低血压，用药后也好了。

硬皮病在彻底消失前，又服一个月用活血化瘀药配成的蜜丸。

2018 年 9 月 20 日，患者的女儿说：现在，患者平时血压正常，仅在郁怒后，血压暂时降低，其余症状再没发生。

按：患者在硬皮病皮疹完全消失前又服了中药，该病的治愈，不完全是手心用药的效果（我已经忘记曾给她用过活血化瘀药，但是患者还记得），我再三问患者："您认为手心用药对硬皮病是否有效？"回答是肯定的，说是在皮疹消退的过程中，为加速治愈才配的丸药。至于皮疹是什么时候消退的，时间长了，已经记不得准确时间和消退经过。

由于本书附录（五）所述原因，原来的资料缺失，找不到当年其他同病患者的资料，无法与本例对比。

1-6 一例抗拒治疗的皮肤病患者

患者苏某利，女，63 岁，住呼市赛罕区。

初诊时间：2006 年 12 月 8 日

归纳现病史、病情概况：

（1）皮肤病：八九年前开始，逢天气变化、刮风天或受风后，发生皮肤瘙痒，无原发性损害，部位不定，搔抓后局部发红或发生丘疹，治疗无效。

一年前开始，在原来病情的基础上，皮肤又沿搔痕发生条状隆起、肿胀，至今不辍。

上述症状，服中药煎剂治疗时，煎好的第一副药，第一次服后有效，再服则无效。换个医生开的药、换个处方、换一种药，也都是头一次服药有效，再服又无效。用其他任何药物均如此。持续至今，已经一年多，一直不见好转，也让医生们束手无策。

目前，除前述情况外，皮肤瘙痒更加剧烈，受风、受凉后均加剧。皮肤瘙痒在日落时、夜间加重，因剧烈瘙痒而不能入睡。

（2）腰、腿冷痛：平时有腰、腿冷疼，已经多年，如同在寒冷中被寒风透过衣服持续吹在腰、腿上的感觉。在呼市、北京多次就医，均诊断为"坐骨神经痛"，但治疗无效。

（3）胃痛，不知饥，纳食不香：在呼市、北京等地作胃镜检查，均诊断为"萎缩性胃炎""浅表性胃炎"。治疗均无满意疗效。

用药情况：2006年12月10日手心用药，握药18小时，取下药物时，两足仅发热，没出汗，全身其他部位均有汗出。在室内养护十余日。

随访结果：

用药后第6天：仅颜面时有微痒，其他部位瘙痒消失。两天前开始，腰冷痛消失，腿疼转为发凉、微痛。此外，胃痛减轻，睡眠改善。

用药后第16天：困扰患者多年的皮肤瘙痒，没用其他药物，经手心用药治疗消失。患者睡眠差、"坐骨神经痛"、腰腿冷痛等均消失。纳食增加，胃疼减轻。

用药一年后去北京到女儿家，顺便服中药30余剂治疗胃病，胃病进一步好转。又过一年，在北京又服十余剂中药，胃病彻底治愈。

2015 年，为写本书，电话随访，谓手心用药疗效巩固，再无任何症状，完全恢复了健康。

按：

（1）随访时，患者非常赞赏手心用药的疗效。患者除胃病外，其他疾病均用本法一次治愈。萎缩性胃炎比较顽固，本法治疗一次，明显好转，没能治愈，后来去北京服药治愈。

（2）患者身患几种疾病，其中皮肤瘙痒非常严重，严重地影响生活、作息。由于瘙痒日久而且顽固，我们担心她用手心用药后，近期瘙痒更加严重，甚至不能忍受，所以开始时没有给她用，实在没办法才用的。不料用药后竟很快获效，瘙痒并没有如我们所担心的加重。同时其他疾病也治愈或改善。

（3）关于患者皮肤病的诊断，早期应该是皮肤瘙痒症，后来还有人工性荨麻疹。至于为什么服头一次药物有效，再服无效，可能是病邪潜藏较深，抗拒治疗，这里不便牵强解释，只能存疑并请赐教。

（4）患者素有风寒之邪蓄积于内，加上正气不足，卫外不固，故而容易感受风寒之邪，发生皮肤瘙痒、腰腿疼痛等。长期服药，损伤脾胃，引起胃病。手心用药双向调节全身各组织器官，使机体阴平阳秘，脏腑、气血、经络调和，同时又能扶正祛邪，故患者用药后收到满意疗效。

1－7　小儿荨麻疹

患者吴某琦，男，2009 年 5 月 1 日出生，用药时近 5
周岁，住呼市东库街。

初诊时间：2014 年 4 月 8 日

其母亲代诉的病史和症状：

（1）患者为过敏性体质，患荨麻疹两三年，到野外
游玩后，则全身泛发风团，其中以颈部、上半身较重，伴
有轻度呼吸困难，不服用抗过敏药则持续不止，服抗过敏
药后很快消失。平时在家、进食鱼虾等"发物"，均不
发生。

（2）平时吃饭挑食、消化差，常有积食，积食则腹痛、
口臭。

（3）经常感冒。

手心用药情况：2014 年 4 月 8 日晚 9 点 30 分开始握
药，共用药一小时，全身出汗，取下药物。

取下药后，全身很快发生大片红色风团，瘙痒，持续
四个半小时自行消失。

患者用药后，次日早晨开始，感到疲乏，无力起床、
玩耍，只好卧床休息半天，到下午才下地，开始正常玩耍。

随访结果：2014 年 5 月 11 日（用药一个月后），母亲
诉，用药以来，患者唇色红润、面色白，不再挑食，消化
好，没有再发生积食等，也没发生感冒。

2014 年 6 月 5 日（用药后近两个月），母亲诉：疗效
巩固，到野外游玩也没发生皮疹；每天在室外玩耍，晒得
面色比刚用药后黑了一些，但比用药前还是白一些，口唇
仍然红润。

2014 年 10 月 18 日（用药五个月后），母亲诉：用药

后，夏天几次到野外游玩，都没发生皮疹，进食、消化均恢复正常，不再容易感冒。

2019 年 2 月 26 日（用药四年十个月后），母亲诉：患者已经是小学五年级的学生了，身体健康无病。近两年，只有在夏季穿短袖衣服上山游玩时，全身皮肤发生瘙痒，无皮疹，如果穿长袖衣服则无皮肤瘙痒。

按：

（1）此例是我们开展本疗法以来，当时年龄最小、用药时间最短的患者，因此收录在这里。

（2）用药后出汗很快、旧病（风团）再出现也快，消失也快；患者用药后疲乏较重，消失也快。这可能与小儿体属纯阳，生机旺盛有关。

（3）患者到野外游玩，全身皮肤发生风团，应该是不知名的野花野草引起的荨麻疹样型过敏性皮炎，似属接触性皮炎之类。无论诊断是什么，该病无疑是过敏性皮肤病，而且用手心用药有效。

患者用药后，数年内再到发生皮疹的环境中，不再发生皮疹，说明疗效比较巩固。后来到该环境中，穿短袖衣服则皮肤瘙痒，穿长袖衣服则不痒，这可能与全身接触致敏物的面积、量有关，接触面积大，接触的量多，达到致敏的量，则发生瘙痒。穿长袖衣服，接触面积小，达不到致敏的量，就不发生瘙痒。

结合手心用药对过敏性鼻炎有效（患者的母亲就是其一，详第 152 页案例选编 2-4），说明本疗法对患者改变过敏性体质有一定作用。

1-8 单纯性甲状腺肿大（?）及脑血栓后遗症等

患者张某琴，女，1947 年出生，原是我的弟媳，丧偶后改嫁到乌兰浩特市，2018 年病故。

病情、用药等情况概述：2004 年，患者因关节疼痛严重，影响正常生活，我妹妹在老家给她一副手心用药。据说，用药后关节疼痛减轻，同时多年的"大粗脖"变细，外观恢复正常。

数年后，患者又发生了脑血栓，经当地医院治疗后好转，遗留右手活动受限。2011 年冬，第二次发生脑血栓，左侧上下肢活动受限，左手不能持物，左腿抬不起来，右手活动仍然受限，因此不能外出，也不能操持家务等。同时舌活动受限，不能正常吞咽食物，吃饭时只能喝稀粥。

再后来，因为受凉等原因，关节疼痛又加重。2012 年 5 月又用一次手心用药。9 个月后——2013 年 2 月 23 日，电话随访，结果如下：

（1）用药后关节疼痛减轻：仅在劳累后关节有轻微疼痛，平时无疼痛。

（2）脑血栓后遗症用药后好转：两手功能明显改善，但仍有"使不上劲"的感觉；两腿能行走，但步态缓慢，走不快，因此，可以正常地操持家务、上街买菜等。此外，舌能正常活动了，吞咽功能恢复正常，可以正常进食，吃饭时不再限于喝稀粥了。

（3）用药后，原来的"大粗脖"伴有憋气等症状消失：第一次用药后脖子变细，憋气明显减轻，第二次用药后，不憋气了，脖子上的"疙瘩"也都消失了。

用药一年后，2013 年 5 月 20 日电话访："大粗脖"病彻底治愈，呼吸通畅，再无憋气等不适。春节前（2 月初），过于劳累等原因使关节疼痛复发。到电话回访时，两膝疼痛较重，伸不直。由于没有合适的养护环境，不能再用手心用药。

按：

（1）患者的关节疼痛、脑血栓后遗症、"大粗脖"，用手心用药后均有效。

（2）解放前，当地有很多地方性甲状腺肿及单纯性甲状腺肿大的患者。患者家庭贫困，没到医院诊治，因此没明确诊断，我们考虑为单纯性甲状腺肿。

由于改嫁后到百公里之外居住，患者很少回老家，我也很少回去，故多年不见，也没联系。上述情况除最后几次电话随访外，都是别人转述的。根据描述，其所谓"大粗脖"，应该是单纯性甲状腺肿大。该病到一定程度后发生结节——"脖子上的疙瘩"。所谓的"憋气"，是肿大的甲状腺及其结节压迫气管所致。没明确诊断，又没有见到患者，作如上介绍，仅是想作为一个线索提供给读者参考。

1-9 抑郁症

1-9-1 患者郭某枝，女，38 岁，住呼市食品公司。

初诊时间：2012 年 11 月 8 日

现病史和症状：患者由人陪护而来，目光呆滞，沉默寡言，神志清楚，言语正常。

据陪人介绍：患者在 14 年前，由产后郁怒等，诱发长期失眠及抑郁状态，容易生气，纳食少。半年前开始，老想到外面去，甚至不自主地往外"跑"，出去后能自己回家。说话有时明白，有时糊涂。无狂躁等。

治疗：担心患者手心用药后郁怒加重，不听劝阻到外面去，受风着凉，故先予地龙粉 6 克/包×7 包，嘱：每服 6 克，每天 1 次，连服 7 天，然后用手心用药。

2012 年 11 月 9 日晚间在兄嫂家用药，握药两小时，全身出汗，取下药。不是先服地龙粉，而是服地龙粉与手心用药同时进行。

随访情况（均由陪同、护理的兄嫂代述）：

2012 年 11 月 10 日（用药次日）：感到疲劳，不张罗到外面去了，只是念叨要回家。

2012 年 11 月 13 日（用药后第 4 天）：情况较好，已停服地龙粉。

2012 年 11 月 22 日（用药后第 13 天）：在逐渐恢复中，纳食增加，面色红润，说话、睡眠正常。

2012 年 11 月 27 日（用药后第 18 天）：昨天晚上深睡一夜，精神状态更好了。

2013 年 6 月 1 日（用药后近 7 个月）：完全恢复正常。

2013 年 12 月 10 日（用药后 13 个月）：疗效巩固。

用药一年半后随访，由于和丈夫经常生气而复发，没人看护，不能再用手心用药，已经住精神病院治疗。

按：患者有时糊涂，不自主地往外跑，是神不守舍的表现。用药后，该表现消失，同时心主神志功能完全恢复正常，抑郁症治愈，并持续一年多。说明手心用药有明显改善、恢复心主神志的作用。

如果家属不再经常和她生气，疗效会继续巩固下去。

1-9-2　患者谢某慧，女，26 岁，住呼市天骄花园。

初诊时间：2015 年 4 月 25 日

现病史及表现：患者于三个月前开始睡眠不好，心烦，心慌，怕惊吓，老想哭，纳食不香，"咽不下饭"。此外，全身疲乏无力，"腿软"。

用药情况及反应：2015 年 4 月 25 日夜间用药 3 小时，全身出汗，取下药物。

2015 年 4 月 26 日下午两点钟，原药第二次用 4 小时，全身出汗取下药物。

2015 年 4 月 27 日：疲乏，烦躁不能入睡。

2015 年 4 月 29 日：失眠 3 天，想哭。嘱其家属给她做地龙馅饺子吃。

2015 年 5 月 9 日（用药后 13 天），患者父母诉：手心用药后症状加重两天，有烦躁、摔东西等情况发生。现在睡眠正常，不想哭了，胸也不憋了，面色白润，精神状态等各方面都好。今天主动做家务活。

共吃了三顿地龙馅饺子。

电话随访结果：2015 年 12 月 10 日（用药七个半月后），已经完全恢复正常。恢复的过程中，急于治愈，又服了三个月西药巩固。

按：患者的治愈，除用本药外，还用了地龙、西药，因此不能说全是手心用药的作用，但是根据患者用药后的反应和效果，可知手心用药还是有效果的。

1－10 前列腺增生

患者秦某泰，男，82 岁，住突泉县。

患者是我的中学老师，他爱人（见案例选编 1－2）患三叉神经痛，用手心用药治愈，而且治疗后全身健康状态明显改善，所以对手心用药深信不疑。

患者索药时说自己年高体弱，身体消瘦，并"无"大恙（事实证明，并非如此），只是想用手心用药调理全身的健康状态。

用药及养护情况：2013 年 11 月 4 日晚间用药，握药 1 小时开始出汗，共用药 1 小时 40 分钟，全身出汗取下药。在室内慎避风寒等养护两个月。

电话随访结果：

2014 年 1 月 4 日（用药后两个月）：

（1）用药后一直有疲乏，现在还感到累。

（2）素有腰痛，用药后腰痛数日，消失后再没发生。

（3）原来咳嗽多年，用药后已经减轻，已经停服"甘草片"。

（4）原来有前列腺增生，小便滴沥，用药后滴沥时间短了一些。

（5）纳食增加。

2014 年 2 月 17 日（用药三个月后）：精神状态好，不再感到疲乏；唇色红，面色白，还胖了一些，"脸上、身上有肉了"。尿后滴沥时间又短了一些。

2014 年 11 月 26 日（用药一年后）：精神状态一直很好。小便能尿净，没有滴沥了。身体很好，已不像原来那样消瘦。

2014 年 12 月 25 日（用药 13 个月后）：患者认为手心用药对他几十年的气管炎咳嗽也有效——症状完全消失了。此外，小便能一次尿净，但排尿时间稍长。

此后经常电话随访，到 3 年 8 个月后，谓情况如前，疗效巩固。

由于老两口用药后身体健康状态都好了。2016 年，他们分别是 85 岁、86 岁的高龄老人了，他们还结伴顺利地去台湾旅游。

2019 年 11 月 5 日电话访：患者于 2018 年 3 月（用药后 4 年 4 个月），因前列腺增生引起尿潴留，做了前列腺手术（年龄大了，详细情况说不清楚），术后情况很好。

按：患者和夫人年高体弱，手心用药后，全身健康状态明显改善，能结伴赴台旅游，可见手心用药对老年人的保健作用不可否认。

患者虽然只是用药 100 分钟，但是在家养护两个月。到两个月时还有疲乏，说明患者年高体弱，康复需要的时间长。可见，年高体弱者用手心用药后，在室内养护的时间应该尽可能长一些。养护的时间长，是取得满意疗效的重要原因。

手心用药对患者前列腺增生虽然有效，而且持续时间很长，但还是没有彻底治愈。

1-11 减肥

患者潘某华，女，45 岁，内蒙古林业设计院技术人员。

初诊时间：2005 年 11 月 25 日

主要症状表现：患者素有头胀痛、头晕、恶心（进食凉食也恶心）、大便秘结、口苦咽干、容易动怒、形寒肢冷。咳嗽 22 年，医院诊断为"慢性气管炎"。此外还有胆囊炎、血压高、动脉硬化等。

用药概况：患者严格按要求用药及养护。

疗效观察：

2006 年 3 月 15 日（用药后近四个月）：

（1）用药后在家养护的半个月中，饭量增加，体重却减轻了 10 斤。原来的一些衣服，瘦得不能再穿，体重减轻后，又可以继续穿了。这是患者最高兴和感慨的事。

（2）除胆囊炎、高血压无明显改善外，其余症状均消失。

（3）患者用药后避风养护期间，用了几次电脑，以致两眼不适。

用药一年后随访：

（1）减轻的体重没反弹。

（2）除胆囊炎、高血压症状无效外，其他症状消失后，疗效巩固，也没去医院复查。

（3）用电脑致两眼不适，持续近一年，逐渐消失。

按：

（1）用手心用药的患者，有明显减肥效果的不多，此前也有患者说，用药后"体重减轻了""身材苗条了"，当时没引起我们的重视。

2017 年，一个 24 岁的女青年，手心用药 5 个月后来复查，诉：除经闭不愈、过敏性鼻炎症状几近消失外，其他疾病，如偏头疼、睡眠不好、多噩梦、心烦易怒、痛经等均治愈，而且疗效巩固。此外，用药后体重减轻了 20 斤。5 个月来，不限制饮食，体重也没反弹（这个青年人还是比较胖）。

（2）手心用药并非对每一个想减肥的人都有减肥的作用。包头一个姑娘，用手心用药减肥，结果体重却增加了三四斤。后来，她来呼市，我见她体态中等，不胖不瘦，问她为什么还要减肥。她说她想通过手心用药，使身体苗条一些。

手心用药后，身体消瘦者，能胖一些；身体肥胖者，体重可有不同程度的减轻。仅仅是为了身材苗条而用手心用药，不值得，也不一定能如愿。不是很肥胖者，用手心用药减肥，可能会适得其反。

（二）不按要求用药病例选

这里介绍的患者，第一次用药，没按要求用药、养护，结果无效，后来按要求用药、养护，取得了满意疗效，提示按要求用药、养护的必要性。

2-1 用药期间蹬开了被子，无效，按要求用药，有效。

患者李某芬，女，67 岁，住杭锦后旗陕坝镇。

初诊时间：2014 年 10 月 20 日

现病史：数年前家中不幸，惨遭两次车祸，家中不仅赔付巨款，还有人员伤亡。患者精神上受到刺激。发生了一些疾病，北京 301 医院诊断为"轻度抑郁症"。

用药前患者的症状：

（1）前额痛：心情不好、说话、哭泣时则发生。

（2）嗓子经常无故被"卡住"，北京 301 医院认为是"静脉血管梗阻"所致。

（3）心悸，胆怯，怕惊吓。

（4）吃饭时说话则咳嗽，有时吃饭呛。

（5）怕热，多汗。

（6）劳累后膝关节疼痛。

（7）右手腕有一个鸽卵大的腱鞘囊肿。

（8）血压高：一般在 160～180/80～90mmHg。

（9）糖尿病：空腹血糖 5.9～7.8mmol/L。

用药及养护情况：2014 年 12 月 23 日夜间握药一夜。

次日早晨发现，入睡后蹬开了被子，身上无汗。于是立刻盖上被子继续握药，又过了 9 个小时，全身出汗，取下药。用药后两三天内，患者无任何反应。

第四天——12 月 27 日，重新换了一副药，又如法用一次，即第二次用药。惟恐夜间用药再蹬开被子，第二次用药改为白天握药，身边有人看护。用药后 4 小时全身出汗，出汗后又继续握药 2 小时，共用药 6 小时。然后在室内避风 28 天，其中卧床休息两周。如果从第一次用药后开始算起，共在室内慎避风寒湿、精心养护 32 天。

归纳第二次用药后的反应：

（1）对微风、寒冷非常敏感。

（2）没感到疲乏等。

（3）头两三天腰痛，痛到不能活动的程度，第三四天后逐渐好转、消失。

（4）用药后，七天内多汗，进食、饮水均出汗。

（5）纳食增加，一个月内体重增加五斤。

电话随访结果：

2015 年 1 月 10 日（第二次用药后第 14 天）：全身情况均好，嗓子"卡"也好一些。腱鞘囊肿缩小，有时摸不到。

2015 年 1 月 21 日（第二次用药后第 25 天）：原来有时吃饭呛，现在已经不呛了，吃饭时说话也不咳嗽了。心情好。过去常见的嗓子经常无故被"卡住"现象，再也没有发生。纳食增加，自己反而觉得消瘦些。腱鞘囊肿有时候摸不到。

第二次用药两个半月后：血压下降，已经停服降压药。血糖有所下降，下降之中略有波动（怀疑测的不准）。干体力活后可摸到豆大的腱鞘囊肿，平时摸不到。其他症状早已消失。

2015 年 7 月 28 日（七个月后），又受精神刺激，心情不好，不肯接随访电话。此后，多次电话随访，均不接电话。

按：

（1）患者第一次用药蹬开了被子，晾了一夜，无汗，虽然继续用药出了汗，但是用药后三天内还是无任何反应，如果没有第二次用药，必定无效。第二次如法用药后，反应明显，疗效满意。可见用药时必须按要求盖好被子等，不可以把肢体露在外面。

（2）用药后不感到疲乏，可能与卧床休息时间长、不活动有关。

（3）患者疗效满意的另一个原因，用药后在家养护得好，时间也长，心情好。

（4）患者原来有时吃饭呛，用药后不呛了；原来吃饭时说话咳嗽，用药后也不咳嗽了。这些症状的发生可能和舌的活动异常有关系，舌和心脏的关系密切，手心用药通过心脏改善了舌的活动状态，因此能纠正舌活动异常造成的一些症状。

（5）腱鞘囊肿用药也有效。

（6）很想了解患者后来的情况，遗憾的是，无法继续随访。

2-2　用药时喂奶致汗出不全影响疗效，安静用药则有效。

患者刘某女，女，29 岁，住托克托县。

初诊时间：2014 年 9 月 3 日

现病史：半年前，产后受风引起肩、肘、指、膝、足趾等各关节疼痛。此外，目前还有全身怕冷，不敢接触凉水，心烦，出汗。颜面有黄褐斑。

用药及养护情况：2014 年 9 月 4 日、5 日两个晚上分别用手心用药，第一天用药 10 小时，第二天用药 8 小时。连续两天用药，都是正在出汗时孩子哭闹，要吃奶，于是坐起来喂奶，因而出汗停止。喂完奶，继续卧床睡觉，身上再出汗，还没等出齐汗，孩子又哭闹要吃奶，于是又起来喂奶，这样又一次中止了出汗。如此，每晚用药时，都要起来喂奶两三次而中止出汗，一直没有很顺利地全身出齐汗。

用药后，在室内避风养护 20 天。

复诊时间：2014 年 11 月 6 日，用药后两个月。

自诉：用药后关节疼痛仅消失四五天。目前小关节疼痛的程度和用药前一样，大关节疼痛比用药前加重。

怕冷、颜面黄褐斑均有所减轻。要求再用一次药。

第二次用药：2014 年 11 月 6 日夜间用药，握药一次，共 7 小时，全身出汗。这次用药，孩子由别人在另一个房间照看，患者夜间不用起来喂奶，故能安心地用药、安静地出汗。

随访情况：

（1）2014 年 11 月 11 日（用药后 5 天）电话随访：活动后仍有汗出，颜面黄褐斑又有所减轻。

（2）2015 年 5 月 19 日（用药后半年）电话随访：所有关节疼痛完全消失。冬天不再怕冷。颜面黄褐斑还有"一点点"。

（3）2016 年 1 月 18 日（第二次用药后近一年零两个

月），患者来复查，诉：关节不痛了，手接触凉水还有些痛，但疼痛程度明显减轻。心烦、失眠等消失。经查：颜面黄褐斑为极淡的色素沉着斑，如果不近看、细看，难以发现。

按：患者第一次用药期间，几次中断出汗，疗效不好。第二次用药安心、安静，顺利出汗，结果疗效满意。说明：

（1）用药期间环境安静，患者能安心休息、用药，是能够顺利出齐汗的关键之一。

（2）患者的关节疼痛，是感受风寒引起的，用药出汗，使邪随汗出，是祛除风寒湿邪的一个途径，因此，用药出汗情况，直接影响疗效。

（3）患者的黄褐斑用药有效，第一次用药，没有很好地出汗，但还是有所减轻，说明不按要求用药，还是有某些治疗作用。第二次用药后黄褐斑减轻更明显，是由于按要求用药还是重复用药能提高疗效、加速黄褐斑消退，有待于验证。

2-3 不按要求用药养护疗效不满意，按要求用药养护取得满意疗效。

患者姜某兰，女，76岁，住乌兰浩特市。

初诊时间：2013年10月27日

归纳患者的病史、症状表现：

（1）比别人怕冷20余年，例如春秋季节，别人穿夹衣时，患者就得穿毛衣；别人穿毛衣时，患者就得穿棉衣。

（2）夏季日晒后发生头疼多年。

（3）巅顶、枕部撕裂样疼痛30多年，同时眼睛也痛，发作无明显规律，时轻时重。每次发作持续两三天到五六天不等，需要服"米格莱宁"缓解。

（4）经常发生头晕20余年，发作无规律。

（5）心慌十五六年。近十多年来伴有胆怯，怕惊吓。

（6）血压高，高压140～150mmHg，最高时160mmHg。

（7）走路急则喘，一年。

（8）后背胀痛、发凉多年。

（9）膝关节、两无名指第一指关节疼痛二三十年，关节增粗，左手较重。

（10）甲状腺良性肿瘤，没进一步确诊。

（11）足凉，头面容易上火等。

第一次用药情况：2013年10月29日，在呼市的女儿家用药。患者不按要求用药，竟把一副药分成七份，每天晚间用一份，握在手中，每次用药前都用生姜擦手足心，然后把姜捣烂贴敷在两足心上，包扎固定，连续用七天。第一天用药两小时。以后每次用药两三小时，用药时间最长的为四小时，都是在全身出汗后取下药物。

第一天用药后疲乏不明显，第二天用药后开始明显，而且背痛加重，怕冷明显，膝关节疼痛加重四天。用药后六七天，头疼发作一次，持续两天，程度较轻，没用止痛药。11月10日开始到室外活动——去北京看病，然后回乌兰浩特市。

电话随访结果：

从第一天用药一个月后到三个月后，多次电话随访，谓各种症状有不同程度的减轻。

第二次用药情况：2014年4月23日晚上，用握药法，一副药用一次。患者不听劝阻，用药四小时，腿、足还没出汗，竟执意取下药物。

第二次用药后反应：

（1）2014 年 4 月 24 日（次日）早晨感觉腿上有风，头、面出汗，后背热，腿"透风"（自觉冷风透过衣服，直接进入腿内）。

（2）2014 年 4 月 25 日（第 3 天）出汗次数多，头、面出汗，后背热，腿透风。吃了热水烫过的苹果，胃不舒服。

（3）2014 年 4 月 28 日（第 6 天）上午在家扫地，没扫完即感觉累，然后躺在沙发上，腿没盖严，又受凉。下午腿酸疼，感觉"腿筋发硬"，就像平时走很多的路一样。

（4）2014 年 4 月 29 日（第 7 天），疲乏，站一会儿就觉得累。

（5）2014 年 5 月 6 日（第 14 天），"后腿筋"痛。

（6）2014 年 5 月 7 日（第 15 天），小腹痛，又串到肋部疼痛；后背疼痛减轻，睡眠好。

随访结果：用药一个月后（2014 年 5 月 26 日）、三个月后（2014 年 7 月 3 日）、七个月后（2014 年 11 月 24 日），分别电话随访，怕冷等各种症状均有不同程度的减轻。

按：用药时间短，下半身没出汗；用药后不耐劳累，应该好好休息，患者却扫地，结果疲乏更明显；第 6 天腿又受凉，这些都是养护中的大忌。患者如此固执，违背用药要求，屡犯用药禁忌，岂能不影响疗效！

第三次用药情况：2015 年 6 月 23 日夜间，在呼市女儿家用药 19 小时，取下药时全身出汗。握药期间喝一次水，因小腿无汗，喝一次热粥。在室内避风 20 余日。

用药后症状反应：

（1）疲乏，持续到一个月以后。

（2）腿怕风、怕冷 20 多天，虽然进入 7 月份，天气炎热，还需盖棉被、穿薄棉裤 30 天。

（3）左肩、左上肢持续疼痛一周，以后时有发生，然后消失。

（4）关节游走性疼痛两三天。

（5）左踝部有"冒风"感觉，两小时。

（6）右侧耳后跳着痛三天，以用药后第三天疼痛最严重。耳后疼痛停止后，右侧偏头痛三天，然后自行消失。

（7）胃痛一次。

第三次用药后随访结果：

2015 年 7 月 29 日（用药 37 天后），患者大女儿（给患者用药及护理、作记录者）诉：本次用药后，患者总的健康状态明显好转。一个多月没有服降压药，血压平稳；前几天盛夏外出，日晒后头没疼；胃痛明显好转，进食凉食，胃不难受；后背胀痛、发凉减轻。用药后一个多月来，头顶、枕部、指关节疼痛及疲乏都没发生，精神状态好。当年外伤遗留右膝关节疼痛也好转，但"活动不对劲"，还痛。心慌、怕惊吓明显好转，偶有发生，也不严重。眼疼未减轻（白内障等待做手术）。走路急还喘（诊断为"慢性阻塞性肺病"）无改善。甲状腺瘤目前平稳。

家属（大女儿）总结：这次用药效果好，主要是用药后避风时间长，养护得好。第一次用药疗效不满意的原因，主要是在室内避风时间太短，用药后在去北京的列车上、到北京后，均觉得凉风钻到腿里，感到冻腿……

2015 年 9 月 24 日（第三次用药 3 个月后）电话访：一个月前（8 月 24 日）发生脑血栓，在当地住院治疗 10 天。目前仅拿筷子有困难、头疼，关节疼痛、上火下寒症状均消失；头晕明显改善；高血压情况同治疗前；眼病待手术。

2016年1月31日（第三次用药半年后），患者女儿诉：全身情况很好，特别是多年来的畏风怕冷情况完全消失，可以吃生冷水果（过去无论吃什么水果都得热一热）。目前，惟有偏头疼未减轻，表现为不定时的搏动性疼痛（最后一次用药，头疼只消失两个月）。

按：

（1）患者当年在寒冷地区从事简陋的农业劳动，饱受风寒侵袭。寒伤阳气，致体内阳气虚损，寒邪留滞，经久不除，成为顽疾，始终不愈，并产生其他症状。

（2）患者头两次用药，由于不按要求用药及防护，虽然有一定疗效，但是不能令人满意，特别是不能彻底驱逐积年日久的寒邪，也不能很好地恢复阳气。第三次按要求用药及防护，则是另一种状态，用药后怕冷等反应非常重，乃至在三伏天还得穿薄棉裤，这是在祛除积年日久的寒邪。由于认真养护，疗效满意，多年来的畏风怕冷完全消失。

（3）患者三次用药的方法、反应、防护各不相同，三次用药的疗效等也各不相同，证明按要求用药、防护与否，直接影响疗效。

（4）患者白内障用本疗法治疗无效。

2-4 用药后不休息反致机体阳热亢盛，按要求再用药取得疗效。

患者陈某英，女，32岁，住呼市东库街。

初诊时间：2012年9月25日

归纳患者的病史、症状：

（1）自幼发生两耳鸣（严重时影响听力）、头里面

"响"。

（2）怕冷多年。

（3）心悸，胆怯，怕惊吓（2005年最严重）。

（4）胸闷、烦躁、爱生闷气三年。

（5）容易感冒10余年，始于产后。

（6）疲乏。

（7）数年前开始，有时肩关节麻木。

（8）"上火"则发生口腔溃疡，不及时治疗，要很长时间才能自愈。

（9）近来失眠，一夜入睡2~3小时，在凌晨3~4点钟醒来，不能再入睡。

（10）过敏性鼻炎6年：咽痒、咳嗽、打喷嚏、流眼泪、流清涕，早晨两眼睑肿得睁不开眼睛。

（11）八九年前发生尿频、尿急、尿痛，经中医治愈，五年后又复发，且反复发作，多在春季发生，需输液控制。

第一次用药及反应：2012年9月25日夜间握药4小时全身出汗。

用药后，照常干家务活，如做饭、擦地、洗衣服等，不觉得疲乏。第二天还开汽车外出一次（自认为既带手套，又戴口罩，围裹得很严，没有受风、着凉）。共在家避风寒六天。

用药后头四天，全身烦热难耐，四天后逐渐好转。自此以后全身燥热、怕热喜冷。用药后第6~10天，各指端发紫，轻微肿胀，但活动不受影响。

当时患者并没有如实告诉我们用药后还在家中操持家务等情况，很久以后才讲述。不知道患者是否还有其他有违养护要求的情况。

第一次用药后随访结果：

用药后 27 天，不再生闷气了，生气能够控制得住。

用药后近 11 个月（2013 年 8 月 17 日），目前是过敏性鼻炎加重的季节，今年的过敏性鼻炎只是打喷嚏而已，没有发生历年发作时的不适。尿频、尿急、尿痛、耳鸣等好转。疲乏、经常感冒、失眠、口腔溃疡等均消失。

患者原来怕冷，这次用药后不再怕冷，而是全身燥热、怕热喜冷，在严寒的冬天也是畏热喜冷。无论环境、天气多么冷，患者总是不怕冷，也不需要增加衣被。

第二次用药：患者认为本疗法有效，但是还有些症状没有完全消失，自知是第一次用药没按要求养护的缘故，所以要求再次用药。

2014 年 4 月 9 日（第一次用药一年半以后）夜间用药，用药后 5 ~ 6 个小时内无汗，7 ~ 8 个小时后全身出汗，然后取下药物。用药后按要求保养 15 天。

用药后反应：

（1）用药后三天内非常疲乏，到无力起床的程度，因此，卧床休息三天。

（2）有严重的燥热感，热到难以忍受的程度，并伴有心烦，持续到室内避风静养结束。

（3）用药一周后发生尿频、尿急、尿痛，程度很重，疼痛难以忍受，而且头三天有尿血。第六天开始喝薏米糊三天，后来逐渐好转、消失。

（4）耳鸣、耳聋一周，耳聋到听不见别人讲话，一周后消失，继而听力明显改善。

（5）避风静养期间，看手机时间长，引起眼睛劳累，疲困不适。

随访结果：

2014 年 5 月 10 日（用药后一个月）：

（1）全身燥热、怕热消失，不再是只热不冷，能和正常人一样感知天气、环境的冷暖，增减衣被。

（2）养护期间看手机过劳引起的眼睛疲困不适，未减轻。

2014 年 6 月 5 日（用药后近两个月）：

（1）尿频、尿急、尿痛再没发生。耳鸣、耳聋消失，听力恢复。

（2）过敏性鼻炎：仅有打喷嚏，其他症状消失。

（3）看手机所致两眼疲困不适无好转。

2014 年 10 月 18 日（第二次用药五个月以后）：

（1）耳鸣偶有发生，即使发生，程度也明显减轻，听力明显好转。

（2）下述症状均消失："上火"则发生口腔溃疡，容易感冒，怕冷，怕热，胸闷，烦躁，易怒，心悸胆怯怕惊吓，失眠，头里面响，有时肩关节麻木，生闷气，疲乏等。

（3）尿频、尿急、尿痛没有发生。

（4）过敏性鼻炎：很少发生相关症状，即使发生，症状也轻，不用吃药即可消失。

（5）看手机致眼酸困仍不见好转。

（6）原来还有受凉则腹泻（此前一直没有诉说有此症状），第二次用药后，腹部受凉不再腹泻，而是腹胀大，如怀孕三四个月之状，吹热风即消失。

用药六个月后、一年后、一年零三个月后随访：看手机引起的两眼不适，一年内无好转，一年后开始好转。其余症状，疗效巩固，如前述。

2016年2月28日（用药后一年零十个半月）：谓半个月前无明显原因又发生耳鸣。用药后尿频、尿急、尿痛等发生一次，用西药治愈。其余症状如前述，再没发生。

2019年2月26日（用药四年十个月后）面见患者，诉：

（1）疲乏、怕冷、胸闷、烦躁易怒、容易感冒、口腔溃疡等症状消失后没再发生。

（2）心悸、胆怯、怕惊吓、耳鸣、头里面响、尿急尿痛等，平时没有症状，仅偶有发生。用药后看手机遗留的眼睛疲困等，基本上消失。

（3）过敏性鼻炎，仍如前述状态，没有加重，也没有继续减轻或消失。

（4）受凉腹泻消失后再没发生，但受凉后腹胀没有好转，仍需要加热才能消失。

2019年9月21日（五年零五个月）电话访：今年发生两次尿急、尿痛，吃点消炎药就好了。余如前述。

按：患者原来体内阴阳失调，怕冷喜热，是体内阳气不足。第一次用药后不好好养护、不休息，体内阳气由不足转为亢盛，喜冷怕热。第二次按要求用药、防护，彻底纠正了体内阴阳失调，使体内阴平阳秘，再没有喜热怕冷、喜冷怕热等症状。

本例患者给人的启示：一是手心用药能平衡阴阳，不但阳虚能够矫正，而且阳热亢盛者也能纠正。二是不按要求用药、防护，不仅影响疗效，还可能变生它病。按要求用药、养护，疗效好，甚至自幼发生的耳鸣、"头里面响"也有效。

2-5 用药郁怒影响疗效，按要求用药调养有效。

患者毕某梅，女，45 岁，住四子王旗。

初诊时间：2012 年 2 月 3 日

归纳患者所诉症状：（1）经常感冒。（2）枕部头疼。
（3）爱生气。（4）心悸胆怯。（5）有胆囊炎，消化不好。
（6）白带多，味重。（7）形寒肢冷，冬季怕冷，夏季又怕
热。（8）腰腿疼痛 25 年。

用药概况：2012 年 2 月 7 日手心用药，全身出汗，避
风养护半个月。但是用药后第三天生了气。

用药一年后，2013 年 3 月 3 日患者来复诊，自诉一年
前用药后的情况：

（1）爱感冒、枕部疼痛消失。

（2）胆囊炎，心悸胆怯，爱生气，消化不好，白带多、
味重等无明显变化。

（3）形寒怕冷、腰腿疼加重。

患者自认为手心用药后第三天生了气，疗效受到影响，
要求再用一次。

遵医嘱进行第二次用药及养护，没生气，疗效好。

2016 年 1 月 31 日（第二次用药后近三年）随访结果：
冬季怕冷，夏季怕热，经常感冒，心悸胆怯，枕部头疼，
消化不好等均消失，疗效巩固。有时候还生气（已经不是
"爱生气"）。"胆囊炎"实际上是胆结石，已经手术治疗。

按：用药后郁怒是养护中的大忌，患者第一次用药后
生气，结果仅部分症状有效，还有一部分症状无效，甚至
加重。第二次用药后按要求养护，没生气，疗效满意，并
且巩固。

2-6 药量太少，无汗，用正常药量，有汗。

患者孙某茹，女，21 岁，包头市某大学学生。

患者发生寻常痤疮一年，月经前加重，服药治疗已经好转，拟寒假期间用手心用药全身调理、治疗。

第一次用药：2021 年 1 月 1 日晚间开始用药，先用生姜擦手足心，再把生姜捣烂，敷两涌泉穴上包扎固定。然后取少量药粉用醋调，放在两手心中攥握，用药时间为 3～4 个小时到一夜不等。结果连续用了 11 次（天），30 克药粉还剩一多半没用完。

各次用药后都没有出汗，分别喝开水、姜汤、热粥等，也都没能诱发出汗，用药后也没有疲乏等任何反应。

在室内慎避风寒湿等养护两周。

2021 年 1 月 17 日（用药后 17 天）来复诊：痤疮无变化，仍有新疹发生。

第二次用药：2021 年 1 月 28 日晚间，进行第二次用药，具体方法和第一次一样，只是一副药一次用完。用药 2～3 小时全身出汗，取下药物。次日晚间又用原药如法再用 2～3 小时，全身出汗取下。

用药次日有疲乏等正常的用药反应，持续一天消失。

随访结果：略

按：

（1）患者用第一副药，虽然方法正确，但药量小而力微，尽管多次用药，但均不能发挥作用，所以不能出汗，即使喝开水、姜汤、热粥等也不能引发汗出，更没有按正常量用药的反应和疗效。

患者用正确的方法用第二副药，药量充足，能够发挥作用，不用喝开水、姜汤、热粥也能出汗，出现正常用药反应和效果。可见手心用药的药量很重要。参考后面案例选编4-4王某秀案例，可进一步验证。

（2）作为一个大学生，不可能看不懂《用药须知》，出现这样的失误，主要是没有认真、全面阅读，当引以为戒！

（三）不按要求养护病例选

3-1 用药后过早外出

患者郝某，女，30岁，住呼市郊区红山口村。

初诊时间：2011年11月30日

归纳患者的症状：

（1）慢性荨麻疹多年。

（2）煤气中毒遗留的右侧头部轻度疼痛多年，时有发生。

（3）心烦易怒。

（4）失眠多梦。

（5）记忆差。

（6）平时便秘。进食花生等较硬的食物、麻辣烫等，则胃胀，欲大便而不出。

（7）胆囊炎。

（8）经常感冒、怕冷。

（9）月经不调，色黑。经前乳胀。

治疗及随访结果：

按常规用药后，汗出很多，到半个月后，全身仍多汗。用药后第二天，煤气中毒后遗之头疼又有发生，不严重。

用药后半个月：便秘、失眠多梦明显减轻，近乎消失。荨麻疹加重。

用药后半年，（1）以下症状消失：①进食麻辣烫、较硬等食物后，发生胃胀，欲大便而不出。②易怒。③煤气中毒后遗的头痛。④胆囊炎症状消失，但没做 B 超复查。（2）以下症状减轻：①经前乳胀。②经常感冒。半年来只感冒一次。（3）无效的疾病和症状：①荨麻疹。②怕冷。③疲乏。④多梦。

用药后七个月随访时，患者才说：用药后第三天婆婆住院，患者外出，到医院照顾婆婆，再没有继续养护。尽管如此，诸证多减轻或消失，惟有荨麻疹无改善。

2012 年 7 月 2 日第二次用药。用药时、用药后，出汗很多。

患者是售货员，该商店规定：如果上班不化妆，要罚款 50 元。第二次用药后，患者面色白，唇色红，如化过妆一样，因此，上班不化妆，商店老板也看不出来，没有被罚款。但荨麻疹未除，此外，仍有怕冷、疲乏、多梦等。于是 2012 年 10 月 14 日第三次用药。

第三次用药一年后随访：怕冷消失；荨麻疹、困乏、多梦如前。这次用药后没注意面色的变化。

2013 年 12 月 30 日，第三次用药一年半以后，电话随访，谓荨麻疹如前，其余症状均消失。

2016 年 7 月 14 日，谓：除荨麻疹外，其他疾病治愈后疗效巩固。

按：

（1）患者主要是治疗荨麻疹，但没有治愈。分析原因，主要是第一次用药出汗多，用药三天后外出，并操劳照顾婆婆。在皮毛腠理洞开之际，出门到室外，又感受外邪，以致旧邪还没尽除，复感新邪。头两次用药后出汗太多，诚如《金匮》所言："汗大出者，但风气去，湿气在，是故不愈也。"为什么第三次用药后荨麻疹仍然无效？可能是患者在养护方面仍有欠缺。

由此认为：慢性荨麻疹患者用药，最好是微微汗出，一次用药治愈。严格按照要求用药、防护，避免一次不成，再用第二次、第三次。

（2）此前，我们没想到用药后患者颜面色泽会有明显改善，也没注意观察。此例患者用药后颜面色泽改善，引起我们的注意，结果发现，许多患者用药后，面色均有不同程度的改善，多数由晦暗变白，有光泽，黄褐斑、眼下方黑斑消失，唇红润，印证了心主血脉，其华在面的论述。至于此例患者为什么第一次用药后颜面色泽没有明显改善，可能是没有注意，加上用药3天后外出、操劳所致。

3-2 用药后过早外出

患者贾某玉，男，26岁，住托克托县。

初诊时间：2011年6月20日

主要症状表现：全身散发小丘疹，痒，进食鱼虾、大料、辛辣食物、饮酒等加重。平时经常感冒，扁桃体经常发炎疼痛，易怒，疲乏，头"闷"，记忆力下降。

治疗、防护情况及结果：

2011年6月20日晚间用药一夜，全身出汗后取下药物。

2012年9月23日，患者说："我不听你的话，留下了后遗症。"

原来，患者自以为天气热了，外出无妨，用药后第四天开始外出大小便。其中有一次大便时，隐约觉得臀部等处有些凉。自此以后，臀部、外阴、两大腿内侧等处皮肤开始瘙痒，并沿搔痕出现条形隆起，进食羊肉、鱼类等加重。

患者经常感冒、易怒、疲乏、头闷、记忆力差等症状消失，全身皮疹减轻，扁桃体发炎疼痛明显减少，仅偶有发生。

按：六月下旬，天气已经炎热，尽管如此，患者用药后外出，还是感受了风寒，留下后遗症，应该引以为戒。

3-3 用药后电表噪音刺激致耳鸣

患者杨某荣，女，49 岁，住杭锦后旗。

患者在 20 多年前，产后失于护理，引起足跟痛、腿凉、腰痛、腰困。现在，当年出生的孩子早已经是博士研究生了，可是当年坐月子期间落下的毛病一直不愈，特别是两足跟疼痛，使之深感痛苦。除前述症状外，还有疲乏、头不清利、便秘等。

用药及养护情况：

2014 年 9 月 25 日晚上 10 点钟用药，次日早晨 5 点 40 分醒来发现，入睡后两只手放在被子外面，因此一夜无汗。于是把手放到被子里，开始出汗。到上午 8 点钟全身出汗，8 点半取下药，共用药 10 小时 30 分钟。次日全身出汗较多。

第二次用药：2014 年 9 月 27 日晚 9 点半到次日上午 10 点左右再用第一次用过的药，到全身出汗。取下药物以后感到疲乏，旧病症状没有发生、加重。

用药后，在室内避风养护 20 天。此期间，室内两个民用电表发出轻微声响，诱发患者耳鸣。

随访结果：

2014 年 12 月 18 日（用药 80 天后）：

（1）用药后四五天，20 余年的足跟痛消失，再没发生。这是患者最满意、最高兴的事。

（2）疲乏、腿凉、便秘均消失。

（3）目前主要症状：耳鸣、腰困、头不清利。

2016 年 2 月 10 日（用药后一年零四个半月）

（1）足跟痛消失后，疗效巩固。

（2）头不清利明显改善。腰困仅在劳累后发生，平时无症状。

（3）电表声音诱发的耳鸣无改善。便秘又复发如故。

按：

（1）用药 7 小时 40 分钟，患者两手放到被子外就不出汗，两手放到被子里就出汗。可见，用药期间，应该注意盖好被子，避免肢体伸出被子外。

（2）患者产后发生的足跟痛等症状已有 20 多年了，用药后很快治愈，证明手心用药对产后遗留的疾病有良好的疗效。

（3）室内安装的民用电表运转时发出的声音很小，平时根本注意不到，但是患者用药后，竟被刺激得发生耳鸣，可见用药后养护期间，患者不能经受任何噪音刺激，哪怕声音很小。

3－4　用药后不能很好地休息影响阑尾炎的康复

患者张某柱，男，34 岁，住呼市赛罕区。

初诊时间：2012 年 1 月 20 日

现病史：

（1）患者于 20 年前发生急性阑尾炎，失于治疗转为慢性。每逢劳累、身体受到震动或右下腹受到挤压等，右下腹则疼痛，近来加重。服中西药、打针、输液，都不能彻底治愈，只能临时缓解。

（2）患者在六七岁时，受凉诱发各手指关节疼痛，持续到目前不愈。疼痛严重时用热水浸泡或用其他办法加热后才能减轻。

（3）两膝关节疼痛十五六年，受凉加重。

（4）全身怕冷：变天、稍受冷，立即感到全身不适。不敢接触凉水。洗澡时除开启常规的取暖设施外，还需要加两个电暖器，否则"冷得不行"。

用药及养护情况：

2012 年 1 月 27 日夜间用药，先用生姜擦手足心，然后把姜捣碎，敷在足心上，包扎固定。再把用热醋调好的药包在手心上（不是握在手中）。共用药 15 小时，全身出汗后取下。用药期间汗出较少，曾饮水以助出汗。取下药物时，两膝以上出汗多，膝盖以下出汗少。

此外，用药期间，指关节疼痛数次，程度不重，每次持续 30 分钟左右自止。两足底感到热，如火烤一般，可以忍受。

用药后，在室内养护 18 天。

取下药物后的反应：

（1）疲乏：取下药物后立即感到疲乏，持续多日，到第 19 天（正月初六，来我家拜年）时仍有轻度疲乏，第 21 天后逐渐消失。

（2）出汗：取下药物后出汗逐渐减少，次日用水调五倍子粉末贴脐后又减少，除进食后有汗出外，不再出汗。

（3）畏风怕冷：取下药物两三天内，全身明显怕风怕冷，以后逐渐减轻。第 19 天开始到室外，开带棚的三轮摩托车来我家，尽管车内密封较好，又加穿了棉裤、棉鞋，仍然感到小腿骨头里面有些凉。第 20 天时，仍然感到手足心怕凉，手掌有"透风"的感觉。此前不习惯戴帽子，无论冬夏，外出时从来不戴帽子，用药后非戴帽子不可，用药 20 天后仍然离不开帽子。第 21 天，手掌"透风"感减轻，但头、手、足等处仍然不耐寒凉。

（4）取下药物时，指关节有不由自主地伸屈活动，同时发出响声。取下药物以后，指、膝关节发生疼痛，程度较以前略重，不到一天消失。

（5）用药后阑尾炎症状没有加重，也没有其他异常反应。用药后第 9 天开始，饱食后弯腰、身体前倾、右侧卧位、下蹲等下腹部受到挤压时，右下腹原来阑尾疼痛部位的左边有轻度不适。第 23 天该症状几近消失。

（6）用药后 5～6 天，颜面、躯干皮肤有细薄鳞屑，足跟部脱大片、很厚的鳞屑。

（7）用药后，颜面皮肤比原来白了，两颧原有的充血性红斑缩小、色淡了。

随访情况：

用药后第 36 天：

（1）近两三天，自觉全身有力气了。用药前洗澡怕冷需要加电暖气，今天早晨在同一环境洗澡，不加电暖器也不觉冷。

（2）颜面皮肤充血性红斑消失。

（3）久坐，脐右侧有一部位疼痛不适，换个体位才能消失。

用药两个半月后：

（1）怕冷、关节疼痛彻底消失。

（2）下蹲等压迫下腹的体位，下腹仍感不适，到多家三甲医院检查，均否定阑尾炎，拟进一步检查。

用药后四个月零十天：

（1）怕冷、关节疼痛加重等消失后再没有发生。

（2）慢性阑尾炎症状无明显改善。经某三甲医院检查，认为有肠息肉，但切除后症状仍不能缓解，后来仍考虑为慢性阑尾炎。

用药一年零七个月后：慢性阑尾炎的症状有所减轻，但没消失，特别是下蹲等挤压腹部时仍感不适，又到医院检查，仍诊断为"慢性阑尾炎"。

用药两年零三个月后：怕冷、关节疼痛治愈后，疗效巩固；没用其他药物及疗法，慢性阑尾炎挤压疼痛逐渐消失。患者认为还是手心用药的作用，只是起作用的时间长。

用药两年后患者才说：由于经常劳动，闲不住，在用药后的养护期间，虽然没有外出，没受风着凉，但是并没有安心静养，每天做些家务活，如蒸馒头用力揉面等。患者慢性阑尾炎用本疗法治疗后长时间不愈，应该与此有关。

患者的体会：

患者与我们友好相处20多年，常听说手心用药，没引起注意。这次用药后说：想不到手心用药有"这么大的劲"、这么重的反应、这么好的疗效。

手心用药后养护等，应该在20天以上，不宜太短。

按：

（1）患者阑尾炎不能及时治愈的主要原因，主要是长期过于劳累，手心用药后也不休息，降低了抗病能力。幸而患者年轻，体力好，否则用药后其他疾病不会有很好的疗效。该病已经 20 余年，手心用药前后，一如既往地劳动、工作，在三甲医院专科治疗无效。停止治疗两年后，自行康复，这与手心用药的远期疗效好有关。

（2）用药期间，患者指关节疼痛数次，两足底感到热，如同火烤。取下药物时，患者指关节不由自主地活动，同时指关节发出响声。有类似反应者很少。说明手心用药能很快对患病局部产生治疗作用，因此疗效好。

（3）患者用药后，面部充血性红斑消失，可见手心用药不仅能使面部皮色变白，对颜面的黄褐斑、痤疮治疗有效，对充血性红斑也有效。是否对其他颜面疾病有效，值得关注。

（四）用药方法改变病例选

我们过去用手心用药，一般只用一次。以下介绍的病例，都是患者擅自改变用药方法的，但是所用的药物都没离开手心，因此都有一定疗效。按要求养护，还能取得较好的疗效。以下列举的，可供读者进一步研究、改进本疗法时参考。

4–1　一副药重复用三次

患者袁某，男，50 岁，住呼市前不塔气村。

初诊时间：2013 年 5 月 4 日

归纳、整理患者用药前的症状、病史：

（1）皮肤瘙痒症：六七年前，汗出当风后，当晚肩部开始瘙痒，继而后背也发生瘙痒。再以后，瘙痒蔓延到臀部、大腿等部位。皮肤瘙痒处，无原发皮疹。瘙痒每于夜间加重，非抓破出血不可，经中西药多方治疗不效，后来经蒙医治疗，症状消失两三年。一年半以前，又因汗后受风复发，症状如前，又经中、西、蒙医多方治疗，均无满意疗效至今。

（2）膝关节疼痛：患者小时候"耍水"（游泳、在水中游戏等）受凉，引起两膝关节疼痛，持续不愈，变天、受凉加重，已经四十多年。

（3）头疼：两年前开始，无明显原因，每天下午发生头疼，用一片"去痛片"可临时止痛，严重时需要服两片，所以每天离不开去痛片。

（4）胃肠道症状：①上火、进食油腻则消化不好。②如果不按时进食，胃有"空疼"的感觉，进食再晚，则无食欲。③十几年来，一直便秘，难以排出，便时很"难受"，用过其他药物治疗，都是临时有效。

（5）易怒：六七年前开始，容易动怒，如果生气后"发泄不出'火'来"，则"一天难受"，因此，非得大怒一番，发泄出来。

用药方法及反应：患者于 2013 年 5 月 18 日夜间开始用药，先用生姜擦手足心，然后把姜捣烂贴敷两足心，包扎固定。再用煮沸的醋调好药，放在两手心上，包扎固定（不是把药握在手中）。第一次用药后自觉两手心疼痛不适，"浑身难受"，不可名状，但能坚持。三小时后全身出汗，取下药物。次日晚间，把头一天用过的药物又用醋调好，包手心两小时零十几分钟，全身出汗，取下药物。这次用药，手足心没用生姜擦，足心也没敷生姜。又过了两天（5月 22 日）像第二次用药那样用第三次，用后不到两小时全身出汗，取下药物。

这样，一副药重复用了三次，每次取下药物后，患者均无疲乏等不适。

患者的感受：药物的发汗作用，第二次用不如第一次强，第三次又不如第二次强。即一副药连用数次，一次比一次出汗作用小。

随访情况：

2013 年 5 月 30 日（第一次用药后 12 天）：

（1）皮肤瘙痒症消失：第一次用药后，瘙痒稍有减轻；第二次用药后，仅在太阳落山时微痒；第三次用药后，平时不痒，仅在变天、受凉时似觉瘙痒，可以忍受，不用搔抓。到本次随访时，平时不再发生瘙痒。

（2）膝关节疼痛加重：原来白天痛，现在夜间也疼痛。

（3）用药后 4～5 天，每天下午发生的头疼消失，此后再没发生，"告别了去痛片"。

（4）胃肠道症状消失，消化改善，胃无不适，大便正常，每天一次，无不适。

（5）易怒消失，谓"火气小了""火气消失了""有气，不用动怒，马上出去了"。

2013 年 6 月 4 日（第一次用药后 17 天）：仅膝关节疼痛没减轻，皮肤瘙痒及前述其余症状均消失。患者非常赞赏手心用药。

第一次用药后 33 天、53 天、15 个月后，分别电话随访，都说其他疾病疗效巩固，仅膝关节疼痛不见减轻，诊断为"骨质增生"，敷药、针灸效果不佳。

此后，多次电话随访，都是说：除膝关节痛外，其他疾病疗效巩固。让患者前来治疗膝关节疼痛，患者虽然口头上答应来，但一直没来，可能失去了信心。

按：患者用药后，按要求防护，全身各种症状，除膝关节增生的疼痛外，均有满意疗效。说明药物包在手心上、重复用药，均无不可。受其启发，此后我们开始让患者在第一次用药后，酌情再用原药一两次。

手心用药治疗骨质增生，多无满意疗效，该患者亦然。但是用药后该部位有疼痛加重现象，按说应该有一点作用，患者答应来详细介绍，但一直没来，不知具体情况如何。

4-2 一副药重复用八次

患者赵某梅，女，41 岁，农民，住呼市郊区东黑河村。

初诊时间：2014 年 4 月 13 日

现病史及用药前主要疾病和症状：

（1）头疼：小时候开始发生，原因不明，说不清具体部位，已经 30 余年。每逢受热、感冒则发生或加重，严重时恶心呕吐。由于头疼不断发生，而且程度较重，严重地影响了生活和劳动。

（2）头晕二三十年，常伴有恶心、呕吐。

（3）耳鸣，听力下降三四年。

（4）咽喉疼痛二十余年。近 3～4 年来，咽喉疼痛则咳嗽，咳嗽发作后，持续三四个月才能消失。"上火"则口干咽干。

（5）大便溏薄，但又难以排出，三四天大便一次，已经十余年。

（6）全身疲乏五六年。腰"困"三四年。

（7）七八年来，经常感冒，需要一两天服一次"感冒胶囊"。感冒时不发热，但引起头疼或头疼加重。

（8）易怒十余年。

（9）月经前乳房胀痛数年。

（10）手足时冷时热，诱因不详。

用药情况及反应：

2014 年 7 月 5 日晚 7 点钟到次日早晨 7 点钟，连续握药 12 小时。握药前用生姜擦手足心，并把生姜捣烂贴在两足心上，包扎固定。此后，每天晚间均如前法用药一次，每次用药 7 ~ 8 小时。到 7 月 12 日，连续用 8 次（8 个晚上），每次都有大汗出。

用药后每天都感到疲乏。第一次用药后的第二天，即 7 月 6 日，觉得腿凉，于是开始穿棉裤，连续穿了 10 天。

自我感觉，所用之药一次比一次药力小，即出汗力量逐渐减弱。

随访摘要：

2014 年 7 月 13 日（第一次用药后 8 天，停止用药第 1 天）：颜面发生红斑、脱屑、痒。无原因腹泻一天，共泻 3 ~ 4 次。

2014 年 7 月 14 日：左半身麻凉、头疼基本上消失。颜面出现的红斑扩大，延及颈部，有鳞屑。

2014 年 7 月 17 日：汗多，嘱肚脐贴五倍子粉。颜面红斑外用"同泰软膏"（不含激素的中药制剂）。

2014 年 7 月 19 日：头疼加重，呕吐两次。

2014 年 7 月 20 日：头基本上不疼了，头晕也减轻。耳鸣时作时止，发作时其程度同用药前。易怒比前几天好多了。肚脐贴五倍子后，汗出减少。颜面皮疹用同泰软膏后明显减轻。腿凉，又穿棉裤了。又有感冒症状，这几天还需要一两天服一次"感冒胶囊"。

2014 年 7 月 25 日：已经出门到室外活动两三天了。从最后一次用药的次日开始，共避风 10 天。头疼比最严重的时候减轻。还有感冒症状，程度同用药前。

2014 年 8 月 10 日：头疼，左半身麻、凉，疲乏，比用药前有程度不等地好转。前两天感冒一次诱发头疼。不感冒则不咳嗽。口干咽痛发生一次，没吃药，"挺过去"了，以前非用药不可。头晕、耳鸣、手足时冷时热、大便情况均无改善。

2014 年 8 月 30 日：患者表示不愿接受随访，而且不耐烦地说：正忙于经商，顾不上详细叙述。

2014 年 11 月 12 日，患者因发生右上肢疼痛，用其他疗法无效，来门诊就医，这是她用药后第一次来医院。此时，患者由于面色明显改善，看起来年轻了许多，精神状态也大为改观，态度也好了。因此，对于用药情况，叙述也耐心。归纳起来如下：

用药三个月后，即 10 月初，症状明显改善，目前情况如下：

（1）原来经常头疼，现在不感冒不疼，感冒后发生的疼痛也减轻了，疼时睡一会儿即消失。用本药前，头疼发生后，睡觉不能减轻也不能止疼。现在，不仅明显减轻，即使有疼痛，也无恶心呕吐等，因此，患者如释重负。

（2）原来"成天头晕，不清醒"，现在，平时头脑清醒，仅在感冒后有轻度头晕。

（3）感冒减少了，不再服用"感冒胶囊"。

（4）易怒无变化。

（5）耳鸣、听力下降，用药后曾有加重，现在左耳已经不鸣，右耳鸣依然如故。

（6）咽痛，痛则咳嗽均消失。原来吃一点辣椒就发生疼痛，现在吃辣椒也不疼了，更不必经常用消炎药了。

（7）上火则口干咽干：没发生。

（8）全身疲乏减轻，腰困消失。

（9）现在大便每天一次，能正常排出，不再便溏。

（10）月经前乳房胀痛、手足时冷时热均同前，无改善。

2016 年 2 月 29 日：

（1）头疼仅在 20 天前因感冒又发生一次，用药治愈，再没疼痛。

（2）头晕如前述：平时头脑清醒，仅在感冒后有轻度头晕。

（3）不经常感冒了。

（4）易怒同治疗前，未减轻。

（5）左耳已经不鸣，右耳鸣依然如故。

（6）咽喉疼痛，疼痛即咳嗽，仅在 20 天前犯了一次，此后再没发生。

（7）上火则咽干、欲饮好转。

（8）疲乏、腰困又如故。

（10）经前乳房胀痛消失。

（11）大便正常。

（12）手足时冷时热消失。

按：

（1）患者在当时是所有患者中一副药连续用的次数最多的一例，因此我们非常重视，电话随访也多，直到患者拒绝随访。

（2）患者症状表现较多，归纳起来，有以下几个方面的问题：①气虚，抗病能力差：表现为平时疲乏、经常感冒。②肝郁气滞：表现为易怒、经前乳胀。③上有虚火：表现为慢性头痛、头晕，得热加重。耳鸣、咽喉疼痛，"上火"则口干、咽干。④肠道积滞：大便溏，却又难以便出。

以上诸症，病程长、顽固，因此，用药后恢复较慢。远期（随访一年半）疗效好，而且巩固。

一般情况下，用药后，易于郁怒等症状很快就可得到缓解或消除，本例则例外，原因待查。此外，患者手足时冷时热，短期内也未得到改善，也可能与养护方面存在某些问题有关。

两耳鸣一耳有效一耳无效。可能用药无效之耳有其他病变，待查。

（3）我们曾担心患者用药次数太多，出汗量过大，耗伤正气太过，治疗效果不满意，拟作为无效案例整理。不料用药四个月后，患者的多数症状消失或明显改善，说明多次用药，伤及正气较重，但祛邪也比较彻底。可见多次用药并无不可，但不提倡。

（4）患者的叙述很随便，前后随访的记述略有出入，这可能与时间长了，记忆有误有关，特别是患者没有思想准备，随口说出；此外，与患者的文化程度、素质等也有关。这里如实记述当时患者所述，应该是大致情况，仅供参考。

4-3 一副药重复用 20 次

患者韩某团，女，60 岁，住呼市新华西街。

初诊时间：2015 年 2 月 27 日

陪人诉：患者于八个月前在北京作脑瘤手术，术后一周发生口眼歪斜，右眼闭不上，左半身不能动。其他医院治疗无效，只有 301 医院治疗有效。

目前症状表现：口眼歪斜，右眼闭不上。左半身活动不灵活。心慌心跳、怕惊吓、易怒、多汗。

用药情况：2015 年 3 月 9 日开始，每天晚间握药两小时，全身出汗后取下药物，连用 20 天（次），出汗很多。最后一次用药（3 月 28 日）半个月后（4 月 13 日）出门。出门时仍感到疲乏，已经不出汗了，旧病症状没有加重。

随访结果：多次电话随访，家属均以抽时间来医院详细面谈为由，不肯详细介绍。

2015 年 11 月 19 日（用药八个月后）再次电话随访，家属说，正在别处针灸治疗，以急于赶车为由，不肯再谈。

按：

（1）来诊时，不听医生介绍的用药方法及注意事项，用药前又不看《用药须知》，用药后不肯详细介绍情况，可见其家属很不认真。由此可以推知，患者用药后在室内养护期间，有很多失宜之处，故而疗效不满意。这里作为治疗失败案例介绍，是希望读者引以为戒。

（2）患者用药时间长，出汗多，仅是疲乏，没有伤阴耗液等病变，旧病症状也没加重，提示手心用药是安全的。

4-4　一副药分三次用，后来又一次用

患者王某秀，男，78 岁，住突泉县。

患者是我的老同学，2013 年 3 月底，我回老家探亲，邀老同学一聚时，见该同学步态蹒跚，行走困难。据诉：患"类风湿"十余年，治疗不效。于是给他一副手心用药。

用药前的主要症状：

（1）被诊断为"类风湿"已经十余年。目前，站立时两腿伸不直，两膝关节发僵，迈步时"好像有绳子绑住腿一样"，迈不开步，行走困难。行走中足落地时，膝关节疼痛。

（2）咳嗽气短十余年，吐白沫状痰，春、秋、冬季发生，感冒后加重。

（3）长期以来，全身疲乏无力。家里总共85平方米的地面，用墩布擦一次，中间需要休息几次。

用药方法及反应：

第一次用药，患者竟擅自把一副药分成三份，每天用一份，连用三天。具体做法是：2013年4月3日晚上第一次握药10余小时，次日又握药7~8个小时，第三天又握药4小时，每次都是用一副药的三分之一。每次用药前，都是先用生姜擦手足心，再把姜捣烂贴足心，包扎固定，全身出汗后取下药物。

用药后数日内感到疲乏，对风寒敏感，同时气短、咳嗽等宿疾发作两三天。从用药第三天开始，膝关节疼痛减轻，没有加重过程。

随访结果：

2013年5月4日电话随访：原来站不直，现在能站直。疼痛减轻，但走十几步还有疼痛。近几天，症状再没有明显地继续改善。仍然在室内避风养护中。

第二次用药：

不按要求用药，必定影响疗效。我只好再给他寄去一副药，但长时间没收到他的回音。到2013年5月24日，我觉得他无论如何也应该收到了寄去的药，于是再打电话询问，回答是：已经收到我寄的药，并于9天前（5月15

日晚8点钟）用了药。

这次用药是第二次用药，是按要求一次性握了一副药，共用药3个多小时，全身出汗。今天是第9天。尚在避风养护中。

第二次用药后的反应，比头一次用药后重：

（1）用药第二天"浑身疼痛"，一天后逐渐减轻。

（2）疲乏等加重，没有力气活动，持续2~3天后好转。

（3）腿疼加重，其中有两三天不能活动。

（4）咳嗽气短等老病加重两三天。

随访结果：

2013年5月24日（第二次用药后第9天）：

（1）现在腿疼减轻，能站直了，也能正常地迈步了。在室内走几十步，腿不疼了。

（2）往年此时仍在咳嗽中。用药后，咳嗽加重两三天，近三四天，咳嗽消失了。

（3）体力增强，现在能"一口气"擦完室内的地面，不用休息，也不觉得累。

2013年5月31日（第二次用药后半个月）：已经到外面打太极拳。步行二三百米后，两膝关节还有酸麻等不适。再没发生咳嗽、气短等。其余都好。

2013年7月3日（第二次用药一个半月后），情况如前。

2013年10月17日（第二次用药5个月后）："腿还有点疼，不僵了"，连续步行四五百米远，无不适；能连续打太极拳20多分钟，然后又练剑。天气凉了，往年这个时候，该咳嗽了，今年到目前为止，没有咳嗽。

2013 年 11 月 20 日（第二次用药 6 个月后）：今年入冬以来，一直没有发生咳嗽气短；腿疼情况如前述，没有进一步康复。自认为年龄大了，不可能像年轻人那样彻底康复。精神状态、体力等都比往年好。

2014 年 1 月 6 日（第二次用药 7 个月 20 天后）：目前已经是寒冬季节（二九），身体情况一直很好，余如前述。

第二次用药 9 个月后、11 个月后、18 个月后、21 个月后，每次随访都说体力、精神状态均好，关节疼痛如前述，不感冒则不气短、不咳嗽。

按：

（1）患者先是一副药用三次，即少量多次用。后来是一副药一次用完。让患者自己评价两次用药的疗效，患者毫不犹豫地表示：药物一次用完疗效好。说明用药的量和用药方法，影响疗效。

（2）患者第一次用药方法欠妥，药物不能充分发挥作用，因此，用药后邪正斗争不激烈，旧病症状加重不明显，由于祛邪不彻底，疗效不满意。第二次按要求用药，结果祛邪、扶正都比第一次用药作用强，能比较彻底地祛除病邪，邪正斗争激烈，故旧病症状加重明显，疗效也好。

（3）患者年龄偏大，用药后康复较慢，但体力恢复很快，而且明显。不仅关节疼痛有效，多年的气管炎老病也控制了。

本例患者气管炎在寒凉的季节、感冒后发生或加重，是内外合邪致病。用药后有效，说明手心用药对患者内外合邪引起的疾病有效。

（4）考虑年龄大的患者康复能力低，见效慢，甚至不能康复，长期以来我们对于六七十岁以上的老人，不积极主张用手心用药（因为是老同学，才给他用的）受该患者的启发，我们认为年龄不是决定是否可以用手心用药的因素，应该灵活对待。

4-5 多种方法多次用药

患者李某英，女，54 岁，农民，是我一个表弟的妻子，住突泉县太和乡。

初诊时间：2013 年 4 月 1 日

现病史：患者素有高血压，两年前曾发生脑溢血，遗留左半身偏瘫，不能自主活动。一年前，无明显原因发生脑栓塞，发病时不能说话，口中流涎，右半身活动正常。住县医院 7 天，经西药治疗无改善，继而右上肢功能丧失，右下肢不灵活。左半身偏瘫情况如前。

由于家庭经济困难，不能再继续治疗，只能回家"养着"。

用药前的情况：患者神志清醒，不能说话，对于问话只能一笑而已。左半身情况如前述，右上肢不能抬起，右手不能活动，右下肢活动不灵活，但可以跛行。发病一年以来，口中流涎不止，吃饭时经常呛，喷出入口之食物。平时血压在 140～150/90～100mmHg。

第一疗程用药，由于家属看不懂《用药须知》，又不肯向别人请教，竟把一副药分作三份，每次用一份，包在两手心上。每次用药前先用生姜擦手足心，然后把姜捣烂贴在足心上，包扎固定，最后把食醋煮沸，调好药包在手心上，全身出汗取下。

2013 年 4 月 4 日晚间开始，用一副药的三分之一，共用药 10 余小时。次日（4 月 5 日）晚上又如法用该药的第二份，用药 10 余小时。

第二次用药后 8~10 小时（4 月 6 日下午），来电话告知：流涎减少，能有意识活动右手——原来无力活动右手，现在右手活动"有劲"了。

2013 年 4 月 9 日（头一次用药后 5 天）：患者精神状态好，流涎又减少，右手能参与穿衣等活动。右腿仍然不灵活。血压 145/100mmHg。

4 月 10 日：右上肢能抬起来，右手能动了，仍然不能说话。患者认为有效，表示想用第三份药物，于是如法用第三份药。

4 月 25 日：能扫炕、叠被，努力干活，可以参加"打地梗"等农业劳动。流涎在好转中，欲说话。血压：高压 140mmHg 以下，低压 80~90mmHg，自行停用降压药。

5 月 6 日：情况同前。

5 月 9 日：能参加种地等简单劳动。血压同前，平时不用降压药，血压高压到 150~160mmHg 时，吃些降压药。

5 月 22 日：在家啥活都干，还参加屯子里妇女扭秧歌的娱乐活动。手的功能越来越好。流涎，呈阵发性地流。进食仍然常呛出食物。

总的说来，一副药分三次包手心后，日渐好转，原来右上肢不能抬起，右手不能活动，右下肢不灵活，用药后，手灵巧多了，能做一些简单的家务活及农活；还不能正常说话；流涎好转，已经不是持续不断，而是呈阵发性地流；进食仍然呛出入口之食物；血压稍降，低于 140/80~90mmHg。

第二疗程用药：一次性握药。

2013 年 5 月 29 日晚 8 点开始到次日早 6 点半，共用药 10 小时 30 分钟，一副药一次用完。握药期间盖的被子较多，一小时即出汗，这次用药出汗多。

取下药物以后，无明显疲乏等反应。总的说来，日渐好转，手又灵巧多了。还不能说话，仍然是呈阵发性地流涎，血压如前，低于 140/80～90mmHg。

原来舌不能正常转动，导致不能正常吞咽，吃饭呛，这次用药后，稍有改善。吃饭、吞咽不再呛了——此后一直没再发生该症状。

第二疗程用药一个月后、一个半月后随访，均谓患肢活动灵活，但不及发病前，能参加一些农业劳动。仍然不能说话。

第二疗程用药后 70 天：近 3～4 天来，发生口腔溃疡，流涎较多。用五倍子、生乌梅各 10 克为末，水调敷脐，流涎减少。

8 月 18 日（用药后 80 天后）：走路比正常人差一些，能自行盘腿坐了，舌转动比以前强多了，欲说话而不能说。

第二疗程用药小结：用药后，舌头转动比较灵活，虽然还不能讲话，但进食、吞咽不再呛出。后来发生口腔溃疡，流涎又增加，神阙穴贴敷五倍子乌梅粉有效。

第三疗程用药：穴位用药。

腋窝有心经的极泉穴，药物接触极泉穴，能否通过极泉穴作用于手少阴心经，再作用于心而发挥治疗作用？另一方面，极泉穴距离心要比少府、劳宫近得多，所以，药物敷极泉穴后，作用是否更快捷、更明显？用药一试。

根据男左女右的原则，分别在左腋下、右手心、右涌泉等处包药。

8月26日晚上8点钟到次日早晨9点用药，共13小时。结果始终无汗。取下药物以后，无异常反应。腋下之药包不住，弄脏了被褥。不出汗的原因，考虑是脐部贴乌梅五倍子粉所致。

8月27日夜，用前一天用过的药物，再用醋调好，握在右手心、包在右足心。从晚8点钟到次日7点40分，共用药将近12小时，仅在取下药物时全身出汗。推测不出汗的原因，仍然与脐部贴乌梅五倍子粉有关。

8月28日：血压137/80～86mmHg。近一段时间血压保持在128/80～90mmHg左右，高压在140mmHg以下。很久没有用降压药了。

小结：第三疗程在腋下等处用药，无明显变化。

第四疗程用药：大约在2013年11月8～9日的夜间，在赤峰市农村的女儿家又用一次药。用药时，脐部没贴药，用药10小时左右，避风近半个月，出门回家。用药后五六天之内，关节活动灵活，以后灵活度下降，但比本次用药前要灵活些。

12月4日：为了明确每次用药后关节活动的灵活，是药物作用还是身热出汗所致，电话嘱患者晚间睡觉时令身热出汗，像用药那样出汗，注意记录、观察，以便对比。家属不配合，无结果。

12月8日：晚间睡热炕头，身热出汗，关节比较灵活。

12月11日：让患者改为晚间睡热炕头出汗数日，看关节是否还灵活。过几天晚间睡觉不出汗，关节活动又如何，进行比较（家属不配合，始终没有明确结果）。脐贴五倍子乌梅止涎有效。还是不能讲话。

12 月 27 日：发病后，一直不能吃较硬的食物（无力咬），近 20 天来能吃硬的食物。余如前述。

2016 年 2 月电话访：什么话都能干，还是不能讲话。余如前。

2016 年 9 月 21 日电话随访，这次接电话的是家中另一个成员，说患者不听劝阻，用药后在室内避风静养期间，常到室外散步，还按当地农村人的老习惯，渴了喝凉水，此外，还不断生气。如此养护，令人啼笑皆非！

这都是我没料到的！难怪疗效不能进一步提高。

按：

（1）患者先后用三种方法用药四次，均有不同程度的疗效，以前两次明显。

（2）患者睡热炕，关节活动灵活，说明患者疾病性质是寒性。让患者睡在不同温度的炕上，将出汗与不出的结果作比较，家属不合作，无结果。

（3）患者脑血栓治疗时间在患病一年以后，时间较长，但还是有一定疗效，如果再早一些用药，按要求用药、养护，疗效可能更好。

（4）患者用药后，违背了非常关键的几项禁忌，是疗效不满意的主要原因之一。家属不关心、不合作，实属意外。

（5）手心用药对患者的高血压有短期效果。

（6）本例患者应该作为治疗失败案例，作为"反面教材"警示别人，但还有一些疗效，因此放在这里供参考。

4-6 先握药，三个月后包手心

患者刘某喜，男，50 岁，住乌海市。

初诊时间：2013 年 1 月 28 日。

现病史：两年前体检时发现高血压，无症状，没引起注意。3~4 个月前无明显原因右手活动受限，当地医院诊断为"脑梗"，住院治疗 12 天，好转出院。

目前，患者可以正常行走、讲话，但右手活动受限，吃饭时不能拿筷子，视物模糊，同时有头晕。患者及其家属知道手心用药有效，不远千里来取药。

用药情况：2013 年 1 月 30 日晚间用药，握药 12 小时，全身出汗，取下药物后感到疲乏，稍活动则出汗，持续数日。无症状加重等反应。在室内避风养护一个月。

第一次用药三个月后，2013 年 5 月 7 日晚间，用半副药，分包两手心 9 个半小时，全身出汗，用药后无乏力等表现。第三天，2013 年 5 月 10 日，如法再用剩余的半副药物，用药 10 小时，全身出汗。

随访结果：

到用药后两年，电话随访十三四次，为节省篇幅，归纳如下：

（1）第一次用药后半个月开始，右手功能改善，觉得灵活，还没有恢复正常，吃饭时可以使用筷子了。视物模糊好转，头晕消失，仍然服用降压药。

（2）第一次用药后半个月到 20 天，右腿有麻木、不灵活等感觉。

（3）第一次用药后 40 天，视物模糊还在好转中，右手功能接近正常。右腿麻木、不灵活等逐渐好转，每天到室外锻炼。

（4）第一次用药后两个半月，各种症状又有改善。

（5）第二次用药一周后右腿活动正常。

（6）第二次用药五个月后，说是到医院复查，视力正常，结论是"脑梗后遗症完全消失"。患者、家属深信不疑。

（7）在后来的电话随访中，经详细询问得知：所谓的"脑梗后遗症完全消失"的结论，并不尽然——写字还是像小学生那样。原来，该结论是医生复查时说的。据该医生说，恢复到这样，就算"脑梗后遗症完全消失了"，患者及家属信以为真并在随访时陈述。

（8）手心用药对患者高血压无效。

（五）用药后感觉体内有气体运行，不自主地大笑

用药后自觉有气体在体内运行、不自主地大笑的患者，我们确认的有以下两例。这两例患者在用药前绝对没有经过任何暗示、诱导，该现象的发生完全是用药后自发的。

此外，1980 年，一位患者说，用药后腿上有"气流"通过的感觉，由于此前、此后再没有发现有类似者，没引起我们的注意，可惜由于后面附录（五）所说的原因，原始材料不在了。

2017 年 8 月 26 日，患者单某文手心用药后来复查，说她也有"气流"从胃到下腹，并有腹痛、"气顶"等感觉，次日"气"又向下窜到下腹部，可见，以下介绍的两例患者出现的症状不是个别现象，应该还有一些人。

5 –1 谢某某是我二儿子朋友的岳母，他们的关系较近，她的叙述也比较详细。

我们让很多患者作用药记录，虽然都答应了，结果只有极个别的人做到了，5-2 陈某某是其中之一。她是很认真负责的人，作了详细记录，否则，我们就不知道她用药反应的详细情况。

这两例患者用药后在清醒的状态下，不自主地大笑，印证了《内经》"心主神志"、心在志为喜，"神有余则笑不休""心在声为笑"等论述。

用药后有"气流"运行，应该是手心用药调理气机的结果。

5-1 患者谢某梅，女，52 岁，住呼和浩特市丁香苑小区。

初诊时间：2011 年 12 月 3 日

用药前的症状表现：

（1）失眠 20 余年。近来，每晚只能入睡 2~3 小时。

（2）头"闷"，头沉，右侧头皮发紧，枕部疼痛不适。

（3）到了更年期，心烦易怒，心慌胆怯，怕惊吓，胸闷气短，长出一口气后觉得舒服。

（4）全身关节游走性疼痛，指关节晨僵，不能握拳。

（5）全身怕冷，足凉。

用药情况、反应：

2011 年 12 月 5 日晚间握药 3 小时，全身出汗。

用药后数日内，自觉有"气流"从足底部向上运行，直到头顶部。"气流"从体内通过，引起打嗝；从四肢通过时，相应部位的皮肤瘙痒。

有几次情不自禁地大笑，家里人见状很害怕，问话也不回答，只顾笑。事后患者说"就是想笑"，顾不上回答问话。大笑后心情舒畅。

随访结果：

2012 年 1 月 4 日（用药后一个月）：

（1）胸闷气短、心烦易怒、心慌胆怯、失眠及头部的症状均消失，其中心慌胆怯等在用药后第三天即消失。

（2）足凉、怕冷、关节症状明显减轻。

（3）心情好，躺在床上总是想那些令人高兴的事，越想越高兴，觉得很愉快。用药前，躺在床上老是想一些不高兴的事，越想越生气。

2013 年 8 月 24 日（用药一年零八个月以后），电话中说：诸症消失。用药后面色白了。现在，邻居们还说她"年轻了十几岁"。

手心用药后，患者心烦易怒的消失，令她的女儿感慨颇深。妈妈以前常莫名其妙地生气，弄得她们没办法，也无可奈何。用药后，妈妈再也不无故地生气了，她们也"如释重负"。

5－2　患者陈某枝，女，39 岁，住呼和浩特市北郊石头兴营子村。

初诊时间：2011 年 12 月 3 日

主要症状：记忆力差，头不清利，有时疼痛。心烦，爱生气，怕惊吓，咽喉疼痛，经常感冒，受凉则胃痛。

用药后的反应［以下内容，是患者用药后亲笔作的记录；"（　）"内的字，是笔者补充的］：

（2011 年）12 月 5 日

用药时间：20：00～23：00

先用热水泡脚，使全身发热，再用鲜姜擦手心、脚心。

之后，用捣碎的鲜姜放于脚心内（包扎固定），手心开始用药。

12月6日

用药后第一天。旧病复发（症状很轻微）。

18：00～20：00 平躺于床上，脚心发热，感觉从脚底有气体向上运行，直到头顶，有困意。腕关节感觉有气体运行，有揉拉之感，大约两个小时全身出汗，之后整晚有气体揉、拉身体、关节。原来腕关节肿大（之处），揉拉之后变小，恢复原样（即恢复正常状态）。

12月7日（第三天）

18：00～19：00 从脚心到头顶，有气体运行，直到胸部，之后大笑，笑过后心情舒畅，全身轻松。大笑3～4分钟。

12月8日（第四天）

14：00～15：00 感觉有气体按摩腰部。感觉有电流运行到腹部，之后有想大小便的感觉。

18：00～19：00 平躺于床上，又开始大笑，笑3～4分钟，笑过之后，心情舒畅，全身轻松。

12月9日（第五天）

7：00 有想大小便的感觉。

10：00～12：00 平躺于床上，从脚心到头顶，感觉有气体运行。

14：00～15：00 感觉有气体运行到腹部，有想大小便的感觉。

20：00～20：30 全身发热，下半身感觉有气体运行，感觉有气流向下到脚心。之后有气流向外发散，持续约半小时。之后全身感觉轻松。

12月10日（第六天）

6:00 身体开始发热，上半身有气体运行，开始打嗝、换气。

12月11日～12月20日（第7～17天）感觉同上。（记录到此为止）

随访结果：

2012年3月8日（用药3个月后）：头疼、咽喉疼痛、经常感冒均消失。头不清利减轻。记忆力差、心烦、易怒、怕惊吓、受凉胃痛、子宫肌瘤，无明显变化。

2012年6月9日（用药6个月后）：心烦、易怒、子宫肌瘤无改善。记忆力差、怕惊吓减轻。其余疾病、症状均消失。

2017年8月25日（用药5年8个月后）电话访：子宫肌瘤已经手术切除，其余诸症消失，全身情况好。

按：

患者用药后，记录了半个月，从这半个月的记录看，患者除有不自主地大笑外，还有气体在体内运行的感觉，而且持续了很长时间，可见用药后促进了气机的运行。这可能是患者平时郁怒较甚，用药后调畅气机颇费周折之故。

一般情况下，患者用药后心烦易怒都会很快减轻、消失。患者用药后感觉体内有"气体运行"，之后感到轻松，按说，这是气机通畅的表现，疗效应该更好，但是一直到用药半年后，患者的心烦易怒等不见好转，颇令人费解。可能与用药后发生过郁怒或长期郁怒有关。因为，在一次电话随访中，先是她爱人接的电话，态度生硬，然后把电话交给她。听口气，患者似乎有些不高兴。后来她解释说，正在和老公生气中。由此作以上推测。

七、试论无效原因

我们的手心用药治疗范围比较广泛，可以治疗多种疾病，甚至对一些很顽固的疾病也有效，这符合中医的"异病同治"原则，但它并不能"包治百病"，作用也不是无限的。因此，不是什么疾病都能用它治疗。

任何一种治疗方法都不是万能的，有它的优点和长处，也有它的不足和局限性，手心用药也是这样，所以它绝非完美无缺。

它的主要作用是通过改善和加强机体的自我调理、自我康复的功能，达到防治疾病的目的。它的功能和作用都是在机体有一定的健康基础，能够自我恢复的前提下发生的。机体无康复能力，它也就无能为力。因此，它的作用是有限度的。

它只能改善一些组织器官的功能和某些疾病的病变，不能恢复组织缺损，不能清除病理性增生，对于其他器质性病变也是无能为力的。

它虽然是以整体观念为主，但免不了还有一些局限性。

整体观念和辨证论治虽然博大精深，但也不能包治百病，手心用药也不例外。鲁迅先生的牙石病，被认为是肾虚所致，中医辨证治疗无效。因此，有的长辈斥责他，说该病是他不自爱（导致肾虚）造成的。后来，他找牙医，刮去了牙后面的"齿袱",不到一小时就治好了。

局部疾病有时候有独立存在的可能性,牙石引起的症状,不从局部下手治疗,用整体观念、辨证论治,难以奏效。假如用手心用药,肯定也无效。

我们应该承认,中医也有不完美之处,手心用药更是这样。我们正视这一点,是为了扬长避短,并不是要否定它,更不能以偏概全。

手心用药无效的患者不多,这和用药前遴选的病例有关。另一方面,无效原因是复杂的,除前述者外,还有以下几种情况:

(一)患者个体差异

每个人属于哪一类体质,是相对固定的。无论用什么疗法和药物,患者的个体情况和疗效之间都会有一定关系,有的只是不明显,手心用药也是这样。

不同体质的人,生理特性也不同,因此,对某些疾病有不同的易感性或耐受性。例如有些体质,在某些生理、病理上有相对的薄弱环节或优势,因而容易或不容易发生某些疾病,发病后不容易或容易治愈,甚至治愈后,容易复发。例如,有的早期类风湿性关节炎患者,用手心用药后症状消失数年又复发。因此,由于体质、疾病等关系,一些手心用药治愈后的患者,可能过了一段时间又复发,虽然这种情况不多。

每个人的脏腑状态自有特点,各有强弱,就同一个人的五脏六腑而言,也有强有弱,各不相同。作为"君主之官"的心脏也是这样。人的心脏,功能都相同,但是具体到每个人,心脏的某些功能强弱会有差异。有人的心脏在某些方面强，在另一些方面能力有限。另一方面，手心用药尽管能加强心脏"君主之官"的功能，改善心脏对全身各部位的主宰、领导、统帅作用，但由于个体差异，脏腑功能强弱不同，以致心脏的"统帅令"下达后，身体中某些部位不能"贯彻、执行"，或者是"执行不利"，甚至是"消极怠工""我行我素"，因而实际问题得不到解决。这样，用药不愈或仅仅是临时、轻微改善，不久后复发如故。建议这样的患者重复用几次手心用药，加强用药后的养护工作。

这只是我们的推论，确否，敬请各位同道、读者不吝指正。

（二）药证不符

有是证，用是药，手心用药也应该是这样。遗憾的是，基于前面所说的原因，这方面，我们这里除了自责，别无可述。

河南省夏邑县刘先生，用手心用药的方法，自行辨证用药配方，治疗高血压、心脏病、感冒、头疼等均取得了满意疗效，而我们用的手心用药治疗高血压无效，足以说明手心用药也应该辨证用药。我们的手心用药配方并非完美，期望学者们早日研究出新的、更有效的配方。

我们相信手心用药是一种有效的疗法，但在对病、对证用药方面，很需要进一步研究、改进。

（三）不按要求用药、养护

手心用药虽然都是药物接触手心，但具体用药方法不同，养护等方面是否到位，疗效则有明显差异，案例选编中的一些患者已经证实。

前面说过，有些患者及其家属不遵医嘱、不按要求用药，想当然地用药，尽管我们再三强调，这样的患者还是不断出现。到2019年5月，又发现几例，都是患者没按要求用药，却强调说是按要求用的药。我不得不把《用药须知》中的有关内容给她们念一遍，她们才无话可说。

还有一例是49岁的男性患者，患脑梗半年，从河北省慕名而来，住呼市亲戚家。2019年5月22日初诊。来诊时患者神志清醒，自动体位，不需人陪，仅语言不利，右腿活动不灵活，走路跛行。患者同意用手心用药，鉴于此前一些患者不按要求用药及养护等情况，我指着《用药须知》，边念边讲，反复介绍用药方法和注意事项，并让他看《用药须知》，还问他能否看懂。回答：能看懂。我又强调，有不明白的地方，来电话问。不料次日早晨患者又来医院，说：昨天晚间用药4小时，没出汗就取下药物。问他为什么不看《用药须知》、不按要求用药，为什么不来电话询问，患者无语。

还有些患者不承认用药后不按要求保养、防护，因而影响疗效或无效，只是强调用药无效。

（四）患者不如实叙述

用药前，不认真阅读《用药须知》，不按要求用药、养护，是许多患者用药无效的主要原因之一。有些患者只是强调用药无效，不如实介绍不按要求用药、养护的实际情况，不叙述无效的原因，例如：

（1）案例选编2-4（第152页）的陈某英，不谈她第一次用药后在家不休息，忙于做家务活等，使我们长时间

找不到用药效果不满意的原因。案例选编 3 – 1（第 159
页）郝某，第一次用药后无效，7 个月后，患者才说：用
药后第三天婆婆住院，她不得不外出，没有在家养护。是
否还有其他不合适的养护之处，她不说，我们也不知道。

如果后来，她们还不讲，我们就不可能找到治疗无效
的原因。

（2）20 世纪 80 年代的一个寒假，我到巴盟乌拉特中
旗楚鲁图乡随访患者，人们告诉我：村里的人，用药后都
很好，只有某某用药后没有避风，无效。

一会儿，某某来了，我佯装什么都不知道，问她，她
很坚定地回答：按用药要求用的药、避了风，可是一点效
果也没有！我又问了两遍，回答都是那么肯定。当时，讲
她用药没避风的人都还在场，于是我直言相问，她才如实
叙述没避风的原因和经过。

内蒙古西部地区的人们，多认为巴盟人厚道、实在。
我也深受影响，因此，如果没有村民的提前告知，我一定
会相信她说的话，毫不怀疑地以为她是按要求用药而无效
者，还找不出原因来。

（3）20 世纪 90 年代的一个暑假，我随访一位两年前的
患者，她家在科右前旗的一个马场，还是我的一个远房亲
戚。她非常肯定地说："用手心用药后毫无疗效。"

这是个看起来非常精明的人，她的态度和她的话，让
人无法怀疑她是在说谎。后来，她自己也不得不承认，她
根本没有用药。为了"面子"，不敢承认。

（五）夸大疗效

可能是限于文化程度等原因，有些患者及其家属竟有

意无意夸大疗效，这种"善意的谎言"，我不欢迎。如案例选编 4 − 6（第 184 页）的刘某喜。

有些过敏性鼻炎患者，自称手心用药后该病"没犯"，经详细了解，不是没犯，而是症状明显减轻。这是夸大疗效的，有没有反其道而行之者，不得而知。

以上，只是介绍了我们知道的各种无效的原因，如果医患都能坚持实事求是，认真查找，会找到更多的无效原因，并在以后的应用中尽可能地避免，以提高疗效。是为所盼！

附录 研究手心用药早期的一些情况

"风湿性关节炎"当年是一种常见病，我生长在农村，又到农村、牧区参加过巡回医疗，见到很多栉风沐雨的劳动人民深受其害，苦于没有令人满意的治疗方法。因此，我一直在努力寻找满意的治疗方法。

第一例风湿性关节炎患者用手心用药取得了满意疗效，引起我的兴趣和重视，决心下功夫研究、应用。后来，又治疗几例，也都有效，更增强了我的信心和勇气，使我们能克服困难，顶着压力，几十年如一日地搞下去，至今不辍。

开始搞手心用药时，我的情况、环境不容乐观，一是没有经验，也没有请教之处。只能不辞劳苦地认真实践。二是领导不支持，这个压力更大，我只能"不忘初衷"，顶着压力干。兹将具体情况汇报如下。

（一）为掌握第一手资料亲自给患者用药家访

开始，人们不相信药物握在手里还能治病，普遍认为吃药、打针、输液还治不好，药攥在手里哪能行？

经过反复解释，并且免费给患者用药，也只有个别患者才肯一试。用药的患者获得了疗效，影响了其家人和周围的人。随着影响面扩大，患者才逐渐增加。

　　开始搞，既没有人指导，又没有文献资料可查，只能随访患者，虚心向患者请教，在实践中摸索、探讨。为了获得手心用药的"第一手"资料，我要到患者家里去，亲自给患者用药，然后守在患者身边，让患者随时把自己的感受告诉我，我随时记录。然后，再一次一次地到病人家里去随访、记录。这就像毛主席在《实践论》中说的那样：要想知道梨子的滋味，就得亲口尝一尝。我健康无病，又没有用药的环境和条件，不能亲自握药，所以不能"亲口尝一尝梨子的滋味"，不能切身体会手心用药的感受，只能通过亲自调查、了解，解决这个问题。

　　开始，患者都是在白天用药，我只能利用星期日，或者是在医院下夜班休息时间去给患者用药，一去就是半天或大半天。有时候，上午去了，下午还要去。

　　后来我发现，晚间用药比白天用药好，于是改为晚上用药。只要我不是在医院值夜班，我就能在晚上去给患者用药、观察。那时候，我还年轻，身体好，精力也充沛，在病人家里观察到深夜，回家少睡几个小时，也不影响次日的工作。由于有兴趣，又专心，所以不觉得苦，也不觉得累，反而觉得轻松、愉快。

　　那时候，手机还没问世，只有机关、单位才有电话，和患者电话联系是不可能的，想了解患者用药后的情况，就得面见患者。实际上，通过别人转告，总不如患者自己当面陈诉，所以需要不断地到患者家中随访、观察、记录。

　　再后来，患者多了，用老办法去随访忙不过来，于是，给每一个患者列出一份观察表，表上详细记录了患者的症状、用药时间、随访时间、各个症状变化等观察内容。这样，需要了解的情况，在表上一目了然，简明扼要，不仅省去了翻阅原始记录的时间，而且填写方便，不会有遗漏。在随访的患者多，时间有限的情况下，可以很快地问明患者情况，填表记录。

患者不断增多，随访工作量也不断加大，为了方便、省时间，就把某一条路线或居住在某一范围内的患者的观察表放在一起，确定好方向、顺序，按计划一一进行家访。这样出去一次就可以随访几个患者。可以按计划分别随访居住在各个方向的患者。幸好，那时候呼市不大，居住也比较集中，骑自行车随访也方便。若是现在，开汽车去也困难，远且不说，等红绿灯、堵车也受不了。

由于患者数量不断增加，积累的材料越来越多，经过总结归纳，初步找出了患者用药后的反应和症状变化、有无疗效的一般规律。

若干年后，我虽然不再亲自给患者用药、随访了，也不作详细记录了，但是对每一例患者的主要症状表现，还是要作简单的纪录，这种作法，至今不辍。手机普及后，电话随访就方便了。

到现在，随着患者的增加、经验的积累，对手心用药的认识还在不断地深入，对于它的适应证、禁忌症、用药方法等，还在不断地增减、改进。例如，用生姜擦手足心、贴涌泉穴，就是 2010～2011 年新增加的；在适应证方面，在前几十年主要是治疗关节疼痛，即患者必须有关节疼痛才可以用药，后来逐渐扩大了用药范围，不一定有关节疼痛才能用药。其中，治疗痤疮等，是 2011 年 1 月纳入治疗范围的，治疗过敏性鼻炎是 2017 年 8 月纳入治疗范围的。

（二）手心用药后患者停用其他疗法和药物

手心用药后，无特殊情况，不让患者用其他药物和疗法，否则即使有效，也不能认定完全是手心用药的作用。因为，患者又用了其他药物、疗法，就不能确认手心用药是否有效，有多少疗效。这样，手心用药究竟有什么效果，其他药物、疗法的作用有多少，它们和手心用药是"积极配合"还是有"抵触"都搞不清楚。我自己都不清楚，还怎么总结，怎么对别人讲！

为了搞清手心用药究竟有什么样的效果和作用，有什么反应；为了避免其他药物、疗法与手心用药"争夺功劳"；明确手心用药的实际作用和效果、反应，避免患者手心用药后受到其他药物、疗法的干扰和影响，只能让手心用药"单枪匹马"去"上阵"。这是我不让患者用其他药物和疗法的主要原因。

多年后，对手心用药的作用，我心里已经有了比较明确的认知，但是，还是不主张让患者再用其他药物和疗法，这不是怕它们"争夺功劳"，而是担心其他药物凭借其药性对脏腑、经络产生影响，干扰机体的自我康复。

患者手心用药前后，是否可以配用一些符合辨证论治原则的药物或疗法，例如，虚寒证患者，用一些姜、附之类的温阳祛寒药物？现在认为，可以适当地运用，以助康复，但是基于前述原因，一直没有这样用。

（三）万事开头难——我们研究手心用药也是这样

文革期间，我们作为高校教师，只能坐在办公室学习毛主席著作、文件、社论，努力改造世界观、积极参加

"斗、批、改",若公开搞手心用药的研究,就会被认为不积极参加文化大革命——谁愿意当这样的典型受批判!

1978年春,全国科技大会召开后,"科学的春天"终于来到了,我才敢于公开研究手心用药。为了避免非议,我继续用自己花钱配药,白给患者用的老办法。到病人家给患者用药、随访时,不喝患者家一口水,不吃一顿饭,不吸一支烟。

尽管如此,还是遭到非议,经济上没有问题,就从其他方面找:说我搞手心用药,"脱离了中医辨证论治的大方向",是"投机取巧""想走捷径"。把我在业余时间到病人家随访、用药,说成是"屁股上生了疔、扎了刺""坐不下来,老往外跑"。还把这些话说给系领导。领导不仅相信,还认为我真的是"不务正业",无法坐下来安心工作,老往外跑,因此反对我搞手心用药研究。一次,有一位领导碰到我时,严肃地说:"你不要搞(手心用药)了!"然后就转身走了,不容我解释。

有些患者治愈后,给我们单位寄来表扬信,却被系领导认为是我鼓动患者写的,很反感。

当时,我用手心用药主要是治疗关节疼痛,要求患者用药后在室内养护七天。一位患者给我写了表扬信,投寄到《内蒙古日报》社,记者根据该来信,采访了我们系领导,主要是问我是否有政治问题。不料,接受采访的领导说:关节疼痛在热炕头上捂三天就好了。而手心用药,还得在热炕头捂上七天才能好。所以说,关节疼痛是在热炕头上捂好的,不是手心用药的作用。

《内蒙古日报》还是发表了那封读者来信。后来,那位来访的记者问我:你是不是和系领导闹意见?问得我莫名其妙。他说，像我这种情况，若是别的单位，面对记者，领导会说我好，力争在报纸上表扬。

我历来是循规蹈矩的，不肯让人说半个"不"字，何况是领导。搞手心用药受到领导的反对，使我在思想上有了空前的压力，但又不忍心放弃，于是反复检查自己有没有错误。结果认为我没有错误，"脚正不怕鞋歪"，没有必要去申辩，相信事实会证明一切。于是，顶着压力搞下去。如果患者有什么问题，即使不是手心用药出现的，有人找我的麻烦，我也受不了，起码是过不了领导这一关。当然，也就不可能和有关医院合作（那需要单位同意才行），用现代医学的检测手段进一步观察，深入探讨和研究了。几十年延续下来，已经习惯，以致于如此。

在教学、带实习过程中，我的认真和努力，感动了学生们，其中，中医75级学生自发地向系领导反应，这是前所未有的。可是领导们首先想到的是我不好好工作，竟鼓动学生在领导面前表扬我——这是一位领导在多年后告诉我的，绝不是我的猜想、臆断。

面对领导的误解，我竟不知道应该及时向领导汇报我的具体做法，反而认为那样做是在为自己辩白、讨好领导，以致当年的领导们误会到最后，结果是有理变成了无理。几十年后，写本书时，回忆当时的情况，才发现这个失误，晚矣！

回首往事，平心而论，我不能责备领导们，尽管他们主观、偏听偏信。要怪，先怪我自己太愚。我主张"与人为善"，不愿意与人交恶，因此从来没有和那个向领导说我坏话的同事争辩过。我相信"身正不怕影子斜""事实胜于雄辩""人在做，天（众人）在看"——多年后，虽然都应验了，但是历时太长，对搞手心用药研究的损失太大！

我一如既往地默默工作，在事实面前，十几年后，领导们逐渐扭转了对我的态度和看法。其中，一位领导在升职离别时语重心长地对我说："过去我们没有支持你。"因此，我后来才能被评为"内蒙古自治区高校教书育人先进个人"。

但是受前述的影响，我一直没有与别人合作，深入观察、研究手心用药，以致于现在我们在手心用药的应用中还有许多不完善之处。面对这种"先天不足"，只有遗憾。

以上所述，不是发牢骚，是说我搞手心用药研究不是一帆风顺的，本书所论，虽然肤浅，甚至有诸多问题，但来之不易。

这里，不能不提到我爱人张美云副教授，在我研究手心用药最困难的时候，她支持我、鼓励我，使我坚定了信心。她不但和我一起分析、整理材料，还和我一起用原始的药碾子压药，常常是汗流浃背。如果说，那时候我们心往一处想，劲往一处使，汗也流在一起了，一点都不过分。为了让我腾出时间，集中精力去给病人用药、家访，家里的事情——所有的家务活及孩子的管理、辅导等，都由她一手承担。逆境中，我们俩坚持把手心用药研究下去，至今不辍，她功不可没！

为了叙述方便，本书把"我们"改称"我"。

（四）皮肤点温计用不成仍感谢学院设备处

由于条件所限，患者手心用药后，仅出汗可以被他人感知，患者自觉症状的变化，不能够检测出来。

是否可以用皮肤点温计检测出患者用药后怕冷、出汗前后的皮肤温度变化？为解决这个疑问，从我们学院设备处领来一只皮肤点温计。

但皮肤点温计的灵敏度太高，点在皮肤上，力度稍有不均匀，指示的温度就有很大的变化，所以用不成，只好奉还。

在这里讲这些题外话，是说皮肤点温计虽然用不成，但我还是很感谢当年内蒙古医学院设备处的同志们。他们确实是支持大家搞研究的。负责发给我皮肤点温计的同志叫费书田，他对我说："只要你们干，我们就支持你！"这句话，直到现在我还记得，因为这是对我们的鼓励和支持。相比之下，中医系某些人的流言蜚语算什么！

为什么同一所院校，对我搞手心用药研究的态度，学院设备处的人和我们中医系的某些人不一样？

因为，当年的内蒙古医学院设备处的人员确实是支持大家搞研究的，只要是有人脚踏实地去干，他们都支持，真不愧是本院科研工作的"好后勤"。当年设备处的老同志，现在都退休了，这里如此赘言，要说的是：他们的精神可嘉，在手心用药研究中功不可没，我们不能忘记！

此外，我们中医系不在医学院本部，在距离院本部（在新华大街）两公里外的锡林南路，这样，教学楼、办公室、学生宿舍、食堂都不在院本部，相对于其他系、部而言，比较独立，虽然不能用"独立王国"来形容，但是在很多方面还是自成体系的。对系领导而言，权力相对集中，什么事情都要管、都要抓。给中医系领导打"小报告"的人，当时和院本部的人还互不相识，也不可能到院本部的一些部门游说。即使游说，人家也不一定相信。

再说，我家在院本部家属院住，绝大部分时间我是在附属医院（与院本部相邻）上班，除了参加系里的集体活动、上课外，很少到系里去。这样，在院本部、附院的时间长、活动多。时间长了，院里的人多互相认识，彼此颇有了解，印象都不错。

（五）一件非常遗憾的事

退休后，发现手心用药的病历材料堆放在那里，占地方。认为年龄越来越大了，留着没用，还不如把它处理掉。我们活着的时候不自己处理，死了以后，孩子们也得处理，还不是个扔！于是决定当成废品卖掉。

那些病历资料，长时间放在那里，没有翻阅，并不觉得怎样，现在把它拿出来，一想到要卖掉，还真舍不得。我随便抽出一份，翻开一看，那上面的每一行字都勾起我对当时情景的回忆。这些病历记录，凝结着我的心血、我的汗水。见物思故，当时的情景，有些还历历在目……翻看几页，越发舍不得放下。

最后一狠心，还是忍痛把它们卖掉。

当我从收废品的人手里接过那一大箱子"废品"换来的二十六元钱，望着那人的手推车拉着我的资料离去，我沉重的心情真是难以描述，似有欲哭无泪之感。这时候，突然想到，旧社会穷人卖儿卖女，手里拿着用亲生骨肉换来的钱，眼看着亲生骨肉被领走时，那种撕心裂肺的感觉是咋样？

如果，我的原始材料留到现在，现在写本书将非常方便，本书的内容也会更加充实。

后 记

　　从开始撰写本疗法的专著到现在，已经有十几个年头了，这期间编写、修改、补充，迄今已经是无数次了。尽管如此，限于水平，仍然担心有论述不详、叙述不确、不能令人满意之处。

　　我们非常关注本书能否达到各位专家、同道、读者的希望，是否令人满意。这里，只能翘首以待。衷心希望指正、评述。

　　回首我们研究手心用药的这几十年，有艰辛，有快乐。非常荣幸地是，我们不断得到众人的帮助、支持，这是我们能坚持搞下来的主要原因之一。我们非常感谢这些支持者。特别是广大患者（尤其是第一位用药的患者和早期用药的患者），如果没有他们按要求用药、如实反馈用药后的信息，我们就不可能把手心用药搞下去。

　　此外，还有以下诸位，特别值得感谢：

　　赵桓仁同志，我们的老患者、老朋友。他原来是呼和浩特铁路局公安处（现呼和浩特铁路公安局）一位资历很深的老科长、老党员。他为人正直、热情，乐于助人，坚持实事求是，与人为善，嫉恶如仇。几十年来，他始终支持我，我们相识不久，他把他所见到的情况和个人感受，撰文投寄到《内蒙古日报》社，这对我是极大的支持、鼓励（那时候，我们的交往还不深，只是医患关系）。如果他把那封信寄到我们单位，结果依然会石沉大海，又一次增加我的领导对我的厌感。在耄耋之年，听说我要把手心用药的内容著书济人，他非常赞同，我的书稿还没整理完毕，就欣然作序。到目前，他虽然已经是九十多岁的高龄，仍在关心本书出版等事宜。

刘海涛同志，当年是我们中医系的教工党支部书记。我被误解十几年后，他才知道我搞手心用药研究的实际情况，并表示支持我，使我受到鼓励。他的支持，虽然晚了十几年，虽然只是一句话，但他是我的各级领导中，唯一一位表示过支持我搞手心用药研究的。

杨玉明，《内蒙古日报》社的记者，他坚持实事求是，反对弄虚作假，令我敬重，于是我们成了朋友。他接到表扬我的信件后，充分调查了解、核实，确认事实后，他和报社的有关负责人不顾我们单位领导的异议，坚持发表了该文，这对于他，是正常工作，对于我，是极大的鼓励、支持。

人民卫生出版社退休的编审成德水老师、北京首都医科大学中医药学院李春英教授、山西省原平市郭扬先生（还在百忙中为本书题写书名、作序），他们不顾年老眼花，仔细审阅书稿，提出了宝贵意见。没有事业心、责任心，没有对朋友的真挚感情，没有对读者认真负责的态度，是不能做到的。因此，我们的感激之情，难以尽述。

成都中医药大学艾儒棣教授，不仅关心、支持本书的编写、出版事宜，还在百忙中为本书作序。

《中医杂志》社刘国正社长、内蒙古医科大学中医学院董秋梅院长等，都非常关心、支持本书的出版事宜。

　　内蒙古医科大学图书馆朱进忠老师，内蒙古图书馆民族地方文献阅览室的乌云塔娜、古籍部的冯丽等同志，他们不辞劳苦，义务为我们查询有关文献，这种助人为乐的精神可敬、可佩，也令人感动。

　　此外，非常感谢学苑出版社黄小龙主任和高赫老师，他们给了本书出版面世的机会，并不遗余力编辑、修改。

　　这里谨向以上各位，一并表示感谢！

张述文　张美云

2021 年 12 月

参考书目

1. 人民卫生出版社影印《灵枢经》，北京：人民卫生出版社，1956，3.

2. 张灿玾，徐国仟，宗全和等校释.《黄帝内经素问校释》，北京：中国医药科技出版社，2016，10.

3. 〔清〕吴师机.《理瀹骈文》，北京：人民卫生出版社影印，1955，3.

4. 〔明〕李念莪.《内经知要》，北京：人民卫生出版社，1963，10.

5. 孙广仁，郑洪新.《中医基础理论》（全国高等中医药院校规划教材第九版），北京：中国中医药出版社，2012，7月第三版.

6. 印会河.《中医基础理论》（统编五版教材），上海：上海科学技术出版社，1984，5.

7. 曾培杰，陈创涛.《任之堂中药讲记》，北京：人民军医出版社，2014，5.

8. 刘国隆主编.《生理学》（高等医药院校教材），上海科技出版社，1986，4.

9. 冯新为主编.《病理生理学》（高等医药院校教材第二版），北京：人民卫生出版社，1984，6.

10. 张存悌.《中医火神派探讨》，北京：人民卫生出版社，2007，2.

11. 张栋，林翠玉．《名老中医用药心得 2》，北京：人民军医出版社，2010，4.

12. 孙其新．《李可临证要旨 1》，北京：人民军医出版社，2013，2.

13. 〔明〕张介宾．《景岳全书·卷五十》，嘉庆二十四年刻本（内蒙图书馆藏书）.

14. 〔金〕张子和．《儒门事亲·卷二》，北京：人民卫生出版社，2005，8.

15. 湖北中医学院．《金匮要略讲义》，上海：上海科学技术出版社，1963，9.

16. 黄曼夷，宋知行．关于附子乌头的性能及其在肝病中的应用．江苏中医，1964，10.

17. 赵金铎主编．《中医症状鉴别诊断学》，北京：人民卫生出版社，1985，3.

18. 赵尚华主编．《中医外科学》（高校教材），北京：人民卫生出版社，2002，8.

19. 吴志华主编．《皮肤性病学》（第四版），广州：广东科技出版社，2003，3.

20. 王德鑑主编．《中医耳鼻喉科学》（高校教材），上海：上海科学技术出版社，1985，5.

21. 张志愿主编．《口腔科学》（高校教材），北京：人民卫生出版社，1980，5.